Eva Maria Obenaus

Lifetime Pilates

Eva Maria Obenaus

Lifetime Pilates

Das Body & Mind-Training Für Schule und Freizeit
Mit 60 Übungskarten

Trainerverlag

Impressum/Imprint (nur für Deutschland/only for Germany)
Bibliografische Information der Deutschen Nationalbibliothek: Die Deutsche Nationalbibliothek verzeichnet diese Publikation in der Deutschen Nationalbibliografie; detaillierte bibliografische Daten sind im Internet über http://dnb.d-nb.de abrufbar.

Coverbild: www.ingimage.com

Verlag: Der Trainerverlag ist ein Imprint der
Südwestdeutscher Verlag für Hochschulschriften GmbH & Co. KG
Heinrich-Böcking-Str. 6-8, 66121 Saarbrücken, Deutschland
Telefon +49 681 37 20 271-1, Telefax +49 681 37 20 271-0
Email: info@verlag-trainer.de

Herstellung in Deutschland:
Schaltungsdienst Lange o.H.G., Berlin
Books on Demand GmbH, Norderstedt
Reha GmbH, Saarbrücken
Amazon Distribution GmbH, Leipzig
ISBN: 978-3-8417-5025-9

Imprint (only for USA, GB)
Bibliographic information published by the Deutsche Nationalbibliothek: The Deutsche Nationalbibliothek lists this publication in the Deutsche Nationalbibliografie; detailed bibliographic data are available in the Internet at http://dnb.d-nb.de.

Cover image: www.ingimage.com

Publisher: Trainerverlag
is an imprint of the publishing house
Südwestdeutscher Verlag für Hochschulschriften GmbH & Co. KG
Heinrich-Böcking-Str. 6-8, 66121 Saarbrücken, Deutschland
Phone +49 681 37 20 271-1, Fax +49 681 37 20 271-0
Email: info@verlag-trainer.de

Printed in the U.S.A.
Printed in the U.K. by (see last page)
ISBN: 978-3-8417-5025-9

Inhaltsverzeichnis

lifetime pilates

Vorwort zum Thema „Pilates in der Schule“

Prof. Eva Obenaus hat 2005 die Ausbildung zur Pilatestrainerin erfolgreich in Hamburg abgeschlossen und wurde damals im Rahmen der Gesundheitsförderung der SchülerInnen mit dem Freigegenstand Pilates betraut. Gemeinsam mit ihren SchülerInnen der Bundeshandelsakademie und Bundeshandelsschule in Waidhofen/Ybbs, Niederösterreich, hat sie bereits mehrere DVDs zum Thema Pilates in der Schule produziert, um den Einstieg in ein sicheres und effizientes Pilatestraining an Schulen zu ermöglichen. Im vorliegenden Buch werden, neben einer sehr übersichtlich gestalteten allgemeinen Einführung in die Pilates-Methode, die von Mag. Obenaus entwickelten Übungskarten dargestellt. Pausenübungskarten werden in den Klassen bereits in der Praxis des Schulalltags verwendet, spezielle Zirkelkarten für das kooperative offene Lernen im Bewegungs- und Sportunterricht ebenso.

Unter dem Titel „Lifetime Pilates“ bietet sie seit 2005 ihr Programm an Schulen, Hochschulen und im Spitzensport an. Ihr Hauptanliegen ist es, durch Einbindung von Pilatesübungen ins tägliche Leben ein gesundes Körperverständnis und Körpergefühl zu vermitteln. Sie möchte ihren SchülerInnen ein Werkzeug in die Hand geben, das diese befähigt, aufrecht mit Selbstvertrauen durchs Leben zu gehen und für die Herausforderungen des Berufs- und Alltagslebens gerüstet zu sein.

Im TZW, dem Trainingszentrum Waidhofen/Ybbs, das im Rahmen einer Sporthandelsschule den Ski-Nachwuchs in Österreich fördert, stellt sie ihr Fachwissen den zukünftigen Spitzensportlern und Spitzensportlerinnen zur Verfügung. Kathrin Zettel, Weltmeisterin und Weltcup-Kaderläuferin des ÖSV, hat bereits mit Mag. Obenaus trainiert. Der Weltcuprennläufer Marc Digruber profitierte nach einer schweren Verletzung vom Training mit der Lifetime Pilates-Methode.

Ich bin überzeugt, dass mit diesem Praxis-Buch die Pilates-Methode in den Schulen Einzug halten wird, weil ich gesehen habe, wie unsere Schülerinnen und Schüler sowie Kolleginnen und Kollegen mit den Übungskarten arbeiten. Sie verbessern nicht nur ihre Haltung und bauen Stress ab, sondern stärken auch ihr Selbstvertrauen. Die „Pausenübungskarten“ sind sehr gut geeignet, um rasch Energie wieder aufzuladen.

Ich wünsche Ihnen beim Lesen und Studium dieses Buches viele Anregungen zum Ausprobieren und gratuliere der Autorin zu ihrem wertvollen Beitrag zur „bewegten Schule“.

OSTR Mag. Franz Hofleitner
Direktor HAK/HAS Waidhofen/Ybbs und des
Trainingszentrums für Jugendschilauf

[1)] Studio 1880 – Das Pilates Zentrum, Juliana Afram, Kanalstraße 38 / 3. Stock, 22085 Hamburg

[2)] Bundeshandelsakademie und Handelsschule, Trainingszentrum für Jugendrennlauf, Pocksteinerstraße 3, 3340 Waidhofen/Ybbs, Österreich. websitewww.hakwaidhofen-ybbs.ac.at

1. Was ist die Pilates-Methode?

Die Pilates-Methode ist ein körperliches und mentales Training, das darauf ausgerichtet ist, den Körper in seiner Ganzheit zu entwickeln. Körperliche Defizite veranlassten Joseph Hubertus Pilates (1880-1967) bereits vor über 80 Jahren, diese effektive Trainingsmethode zu entwickeln.[3)] Das Training besteht aus langsamen, kontrollierten Dehnungs- und Kräftigungsübungen, verbunden mit einer einzigartigen Atemtechnik. Ziel ist es, eine Balance zwischen Körper und Geist zu finden. Durch das Training gewinnt man Kraft und Flexibilität. Unter Anleitung eines Pilates-Trainers bzw. einer Pilates-Trainerin wird dabei beim Mattentraining eine Serie kontrollierter Bewegungen in verschiedenen Ausgangspositionen (Stand, Rückenlage, Bauchlage, Seitenlage, Sitz, Bankstellung) durchgeführt. Die Übungen beanspruchen alle Muskelgruppen, zeichnen sich durch große Variabilität aus und verlangen volle Konzentration. Besonderes Augenmerk gilt dem **Powerhouse**, der Muskulatur der Körpermitte (innere Bauchmuskeln, Lendenmuskeln, Beckenboden, innere Rückenmuskulatur, Zwerchfell).

Es geht darum, eine starke Kernmuskulatur zu bilden, die Flexibilität zu verbessern, Bewegungen zu harmonisieren und ein differenziertes Körperbewusstsein zu entwickeln. Pilates-Training ist einer der sichersten und schnellsten Wege, um das Wohlbefinden zu steigern. Ein regelmäßiges Pilates-Workout stärkt den gesamten Organismus und wirkt durch die Kräftigung der Tiefenmuskulatur entlastend auf die Wirbelsäule und den Schultergürtel, ist lindernd bei Stresssymptomen und fördert die Koordination und vor allem die Körperhaltung. Es hilft einen gesunden, flexiblen, schlanken und starken Körper aufzubauen.

Da es sich um eine besonders sanfte Fitnessmethode handelt, ist sie für alle geeignet, unabhängig vom Alter und Leistungszustand. Pilates ist so beliebt, weil es spürbar wirkt, effektiv ist und dem Körper in seiner Komplexität entspricht. Da sehr viel Wert auf die Bewegungsqualität gelegt wird, ist die Anzahl der Wiederholungen eher niedrig (sechs bis zwölf Wiederholungen), damit jede Übung mit höchster Präzision ausgeführt werden kann.

3) „Pilates` Return to Life Through Contrology“ 1998, Edition by Presentation Dynamics Inc., original published by J. J. Augustin 1945 „Return to Life Through Contrology“, Joseph H. Pilates and William John Miller, ISBN # 0-9614937-9-8

2. Geschichten über Joseph Hubertus Pilates

Geb. 1880 in Mönchengladbach, Deutschland – gest. 1967 in New York, USA.

Pilates war als Kind immer sehr krank, er litt unter Asthma und Bronchitis. Er war sehr klein, hatte jedoch einen äußerst starken Willen. Er begann daher zu trainieren und versuchte Boxen, Akrobatik, Schwimmen, aber auch Yoga. 1912 wanderte er nach England aus, wo er Krankenpfleger und Selbstverteidigungslehrer bei Scotland Yard wurde.

Als der Erste Weltkrieg ausbrach, inhaftierte man J. H. Pilates, der als Staatsfeind gesehen wurde, in einem Internierungslager. Dort begann er seine Mithäftlinge zu trainieren, indem er Bettfedern an die Wände befestigte und sie damit arbeiten ließ. Er war sehr erfolgreich, und seine Patienten erfreuten sich binnen kurzer Zeit bester Gesundheit.

Nach Ende des Ersten Weltkriegs kam er dann für kurze Zeit nach Deutschland zurück und arbeitete dort bei der Polizei. Der politischen Lage wegen ging er noch vor dem Zweiten Weltkrieg nach Amerika, und zwar nach New York, wo er mit seiner Frau Klara, einer Krankenschwester, die er auf dem Schiff kennengelernt hatte, sein erstes Studio eröffnete. Dieses Studio gibt es heute noch.[4)] Damals war es eine Etage über dem New York City Ballett, was zur Folge hatte, dass immer mehr TänzerInnen auf die Pilatesmethode aufmerksam wurden. „Contrology“ war für Jo, wie ihn seine Freunde nannten, das Zauberwort, das er als „vollendetes Zusammenspiel von Körper und Geist“ definierte.

Heute ist sein System vor allem in den USA, Kanada und England weit verbreitet. Viele SchauspielerInnen und KünstlerInnen Hollywoods haben eigene PilatestrainerInnen – Madonna, Brad Pitt, aber auch SpitzensportlerInnen wie Tiger Woods (Golf) oder Baseballstars trainieren nach der Pilatesmethode.

Das folgende Zitat von Pilates zeigt uns, wie modern er einerseits bereits 1934 dachte, andererseits jedoch die Wirkung von Pilates überschätzte: *„Eine krumme Haltung beim Sitzen, Stehen oder Gehen bringt das Gleichgewicht des Körpers durcheinander, was wiederum verschiedene Organe, Knochen und Muskeln sowie Nerven, Blutgefäße und Drüsen durcheinanderbringt.....Die richtige Haltung der Wirbelsäule ist der einzige natürliche Weg, um sich vor Fettleibigkeit im Bauchbereich, Kurzatmigkeit, Asthma, hohem und niedrigem Blutdruck und verschiedenen Formen von Herzkrankheiten zu schützen.“* [5)]

Heute wissen wir, dass ergänzend zum Pilatestraining ein Ausdauertraining zu integrieren ist. Um sich vor Fettleibigkeit zu schützen reicht Pilates sicherlich nicht aus.

[4)] The New York Pilates Studio ™, 311 West 43rd Street, Suite 405, New York City, NY 10036
Website: www.pilates-studio-ny.com

[5)] Joseph Pilates, Your Health, 1934

3. Warum Lifetime Pilates in der Schule?

a. Der Lehrplan in Österreich *BGBl. II - 28. 7.2006 - Nr. 28

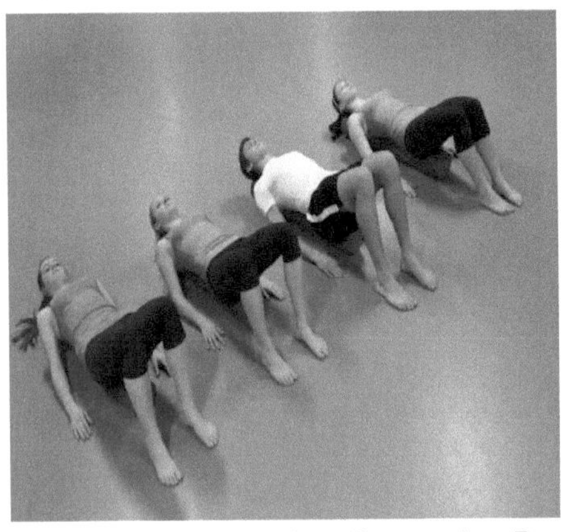

Mit der Änderung des Lehrplans für das Fach Leibesübungen 1999 sowie der Umbenennung im Jahr 2005 für die Unterstufen und ab September 2006 auch für die Oberstufen der Höheren Schulen in „Bewegung und Sport“ soll ein Zeichen der Wirkung des Gegenstandes auch über die Schule und die Schulzeit hinaus gesetzt werden. Es soll der Erlebniswert der Bewegung höher bewertet werden als das Ergebnis, der Blick des sportbetreibenden Menschen soll wieder mehr nach innen und auf den Körper gelenkt werden, und Gesundheit und Wohlbefinden sollten anderen Wirkungen des Sports vorgezogen werden. Der ganze Mensch wird zum Ziel der Erziehung und das Ganze der Bewegungskultur zum Inhalt des schulischen Unterrichts.

Sportliche, spielerische, gestalterische, gesundheitsorientierte und erlebnishafte Bewegungshandlungen sind die Ansatzpunkte für die Zielsetzung einer individuell geprägten Bewegungskultur.

Die Forderungen des Lehrplans in den **gesundheitsorientiert-ausgleichenden Bewegungshandlungen** sind:

- Unter Bewusstmachung der Verantwortung für den eigenen Körper ist körperliches, seelisches und soziales Wohlbefinden zu fördern.

- Schülerinnen und Schüler sollen befähigt werden, auch im Hinblick auf einen späteren Ausgleich zur beruflichen Beanspruchung, motorische und sensorische Fähigkeiten zu entwickeln.

- Schülerinnen und Schüler sollen das Gefühl für den eigenen Körper festigen und auf dessen Bedürfnisse reagieren können.

- Haltungsbelastende Gewohnheiten und deren Auswirkungen sollen erkannt und ausgeglichen werden können.

PILATES kann meiner Meinung nach einen großen Beitrag zum physischen, psychischen und sozialen Wohlbefinden leisten. Aktive Erholung, Bewegungsausgleich sowie das bewusste und eigenverantwortliche Umgehen mit dem eigenen Körper werden beim Pilatestraining geschult. Die SchülerInnen verbessern und entwickeln mit Pilates ihr Körpergefühl, und der/die LehrerIn erkennt muskuläre Dysbalancen und motorische Defizite. Vor allem im Bereich der Kraft und Beweglichkeit unter besonderer Berücksichtigung der Haltung wird mit Pilates ein rascher Erfolg erzielt. Pilates kann idealerweise gerade jetzt, wo die Anzahl der Sportstunden gekürzt worden ist, in den Unterricht in der Klasse eingebaut werden, da die Effektivität der Übungen vor allem für die Haltung, die Körperwahrnehmung und die Konzentrationssteigerung sehr groß ist.

b. Welche Folgen hätte ein regelmäßig durchgeführtes Lifetime Pilatestraining für die SchülerInnen?

Physisch

- Pilates trainiert ihr Körperzentrum.
- Sie werden dadurch leistungsfähiger und entlasten ihre inneren Organe.
- Sie stärken ihre Haltungsmuskeln.
- Ihre Wirbelsäule wird natürlich aufgerichtet.
- Ihre Figur wird gestrafft, die Muskeln geformt.
- Ihr Stoffwechsel wird angekurbelt.
- Sie erhalten ihre natürliche Bewegungsfähigkeit und Elastizität wieder und werden beweglicher.

Und das Schöne ist, sie werden rasch einen Erfolg spüren – was zusätzlich motiviert.

Nach 10 Stunden fühlen sie sich besser.
Nach 20 Stunden sehen sie besser aus.
Nach 30 Stunden haben sie einen neuen Körper.

verspricht uns Joseph Pilates

Psychisch / Sozial

- Ihr Selbstvertrauen wird gestärkt und das erhöht ihre Lebensfreude.
- Stress wird abgebaut und die Konzentrationsfähigkeit verbessert.
- Sie werden motiviert sein sich mehr zu bewegen.
- Auch wenn sie schonungsbedürftig oder rekonvaleszent sind, können sie die meisten Übungen mitmachen.
- Sie können in Datenverarbeitung für zu Hause Übungskarten herstellen.
- Im kooperativen offenen Lernen (COOL) erfahren sie, wie durch das partnerschaftliche Handeln im Teamwork bewusst und eigenverantwortlich mit dem eigenen Körper und dem des Partners bzw. der Partnerin umgegangen wird.

Der Kontakt mit der Pilates-Methode sollte daher schon in der Schule stattfinden. Für den Einstieg in der Schule ist es wichtig, mit vorbereitenden Prepilatesübungen zu beginnen. In der Schule wird das Mattentraining bevorzugt. Geübt wird in fließenden, langsamen Bewegungen.

Die ausgeklügelte Mixtur aus Körperbeherrschung, Tiefenatmung und Entspannung entwickelt Muskeln, ohne Masse anzusetzen. Die Methode respektiert die individuelle Anatomie der SchülerInnen, ihre Möglichkeiten und ihre Grenzen. Die Kontrolle über den Körper durch den Geist, d.h. die mentale Steuerung der Bewegungen, ist dabei eines der wichtigsten Pilatesprinzipien.

Auch manche Burschen sind für Pilates zu begeistern, weil sie die Übungen (vor allem später mit Theraband) auch zu Hause leicht durchführen können.

Durch den Einsatz von Kleingeräten, vor allem des Gymnastikballs, des Turnstabs, des Sitzballs, des Reifens oder eines Therabands, kann der Lehrer/die Lehrerin eine abwechslungsreiche Sportstunde gestalten. Instabile Unterlagen und geschlossene Augen (blindes Üben) fordern die SchülerInnen heraus und erschweren die Übungen. Durch den Einsatz von Übungskarten wird auch im kooperativen Unterricht partnerschaftliches Handeln im Teamwork ermöglicht und gelernt, bewusst und eigenverantwortlich mit dem eigenen Körper und dem des Partners bzw. der Partnerin umzugehen.

Welche Voraussetzungen müssten für LehrerInnen geschaffen werden, damit sie Pilates in ihren Unterricht einfließen lassen können:

- Pilates sollte bereits in die SportlehrerInnenausbildung integriert werden.
- Fortbildungen sollten von den Pädagogischen Instituten angeboten werden.
- PilatestrainerInnen können in die Schulen eingeladen werden.
- Vorbereitende Prepilatesübungen (mit kleinen Hebeln / gebeugten Beinen) sind unbedingt notwendig.
- Genaue Beobachtung und Information der SchülerInnen sind erforderlich.

4. Anatomische Grundlagen

Muskeltafeln zum „Powerhouse“[3)]

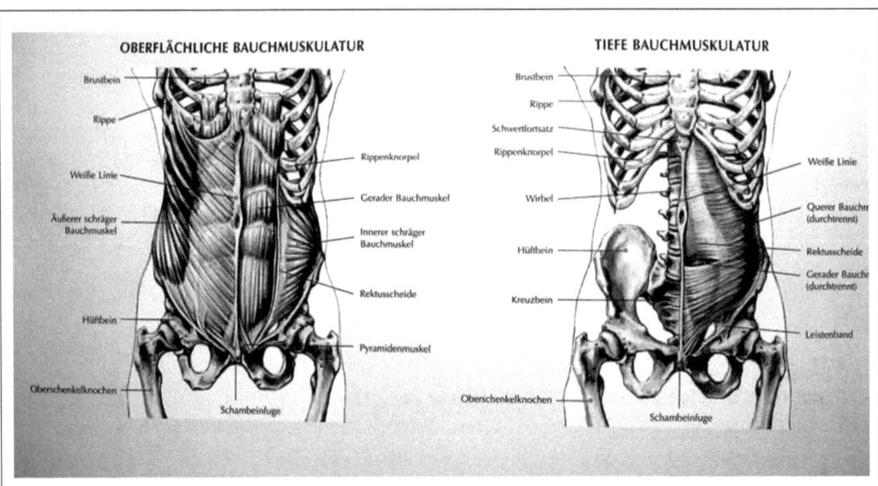

POWERHOUSE I

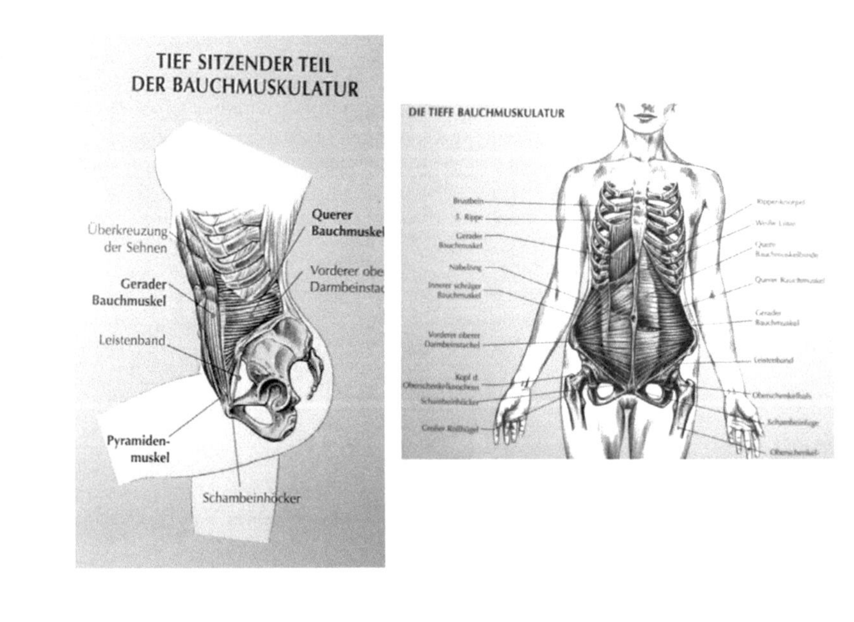

GRAFISCHE DARSTELLUNG DER KLEINEN TIEFEN RÜCKENMUSKELN

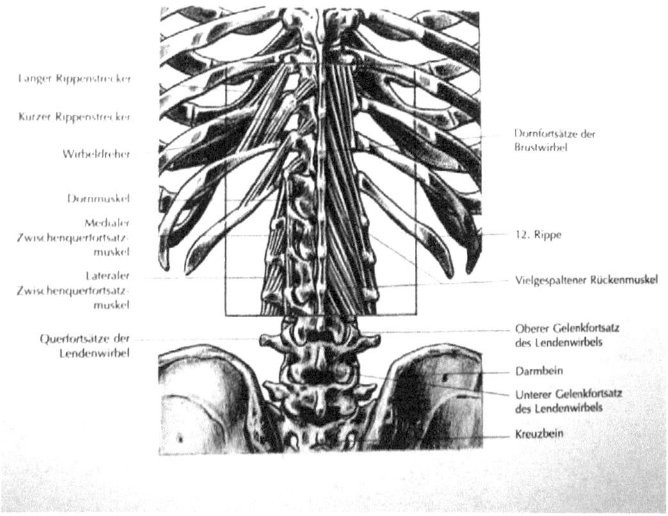

Langer Rippenstrecker
Kurzer Rippenstrecker
Wirbeldreher
Dornmuskel
Medialer Zwischenquerfortsatzmuskel
Lateraler Zwischenquerfortsatzmuskel
Querfortsätze der Lendenwirbel
Dornfortsätze der Brustwirbel
12. Rippe
Vielgespaltener Rückenmuskel
Oberer Gelenkfortsatz des Lendenwirbels
Darmbein
Unterer Gelenkfortsatz des Lendenwirbels
Kreuzbein

POWERHOUSE II

C1
Halslordose
7 Halswirbel
C7
Th1
Querfortsatz
Dornfortsatz
Gelenkflächen der Rippen
Brustkyphose
12 Brustwirbel
Th12
L1
Zwischenwirbelloch
Lendenlordose
5 Lendenwirbel
L5
Gelenkfläche des Iliosakralgelenks
Kreuzbein
Sakralkyphose
Steißbein

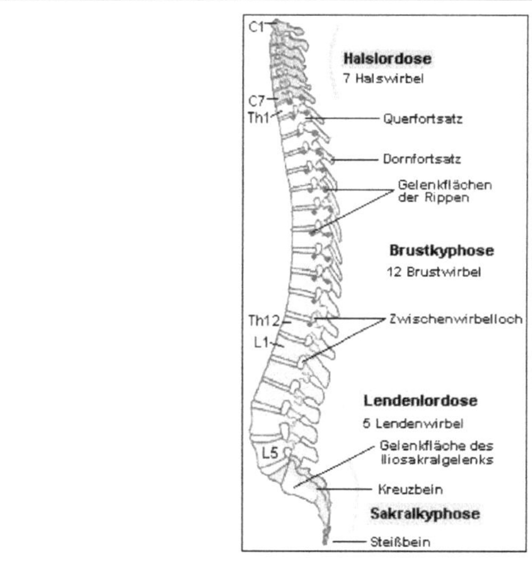

Neutrale Wirbelsäule

[3)]Blandine Calais – German, „Anatomie der Bewegung", Fourierverlag, Wiesbaden, 3. Auflage 2002, ISBN 3-925037-73-x

Das Powerhouse I [6)]

Querer Bauchmuskel = M. transversus abdominis

Ursprung:
Innenfläche der letzten 7 Rippen, Querfortsätze L1-L5, Darmbeinkamm, Leistenband.

Ansatz:
Aponeurose, Linea Alba

Schräger innerer Bauchmuskel = M. obliquus abdominis internus

Ursprung:
Leistenband, Fascia thoracolumbalis

Ansatz:
Letzte vier Rippen, Sternum, Os Pubis, Linea alba

Schräger äußerer Bauchmuskel = M. obliquus abdominis externus

Ursprung:
Letzte sieben Rippen

Ansatz:
Darmbeinkamm, Leistenband, Linea alba

Hüft-Lendenmuskel = M. iliopsoas

Ursprung:
Psoas: D12 bis L5 Iliacus:Innenseite des Os Ilium Hüftbein

Ansatz:
Trochanter minor

[6)]Frederic Delavier, Muskel Guide BLV 2006

Viereckiger Lendenmuskel = M. quadratus lumborum

Ursprung:
Crista iliaca

Ansatz:
L1-L5, letzte Rippe

Zwerchfell = Diaphragma

Ein großer platter Muskel, dessen Fasern „strahlenförmig" verlaufen und wie eine Kuppel die Brust- von der Bauchhöhle trennt.

Beckenboden = Diaphragma Pelvis

Das Diaphragma Pelvis wird von zwei Muskeln gebildet, die im kleinen Becken trichterförmig zusammenlaufen: dem Musculus levator ani und dem Musculus coccygeus.

Das Powerhouse II

Innerste Rückenmuskulatur =	Autochthone RM (z.B. M. Multifidi)
Rautenmuskel =	M. Rhomboideus
Breiter Rückenmuskel =	M. Latissimus dorsi
Kapuzenmuskel =	M. Trapezius

Das Zusammenspiel zwischen Zwerchfell und Beckenboden

Das Zwerchfell ist der Hauptatemmuskel und trennt den Brustraum vom Bauchraum. Es kontrahiert bei der Einatmung und sinkt ab, erschlafft bei der Ausatmung und wird nach oben verlagert. Beim Beckenboden ist es genau umgekehrt. Er kleidet das gesamte kleine Becken von innen aus und besteht aus drei Schichten. Diese unterstützen die Atmung. Er entspannt bei der Einatmung und kontrahiert bei der Ausatmung. Da er die Beckenorgane stützt und das Gewicht der Eingeweide fängt, hebt und abfedert, ist er einer der wichtigsten Muskeln im ganzen Körper.

Wie wird der Beckenboden aktiviert?

- Ziehe deinen Nabel nach innen oben.
- Stelle dir vor, du ziehst enge Jeans an und willst den Reißverschluss schließen.
- Schließe alle Öffnungen.
- Deine Sitzbeinhöcker wollen zueinander.
- Versuche, den Harnstrahl zurückzuhalten.
- Fahre dein Schambein mit dem Lift nach oben.

Achtung! Wichtig!

- ***Die neutrale Wirbelsäule***

Die Wirbelsäule sollte während der Übungen weder überstreckt noch total abgeflacht werden. Die neutrale Position (Doppel-S-Form) immer beibehalten.

Wie wird die neutrale Wirbelsäulenposition beibehalten?

- Drücke deine Lendenwirbelsäule nicht auf den Boden. Behalte den kleinen Abstand zwischen Unterlage und Rücken bei (individuell verschieden).
- Lasse dein Becken auf der Matte. Schicke dein Steißbein zu den Fersen.
- Denke dich in die Länge (meist beim Einatmen).
- Lasse im Liegen deinen Hüftbeuger entspannt.

Wodurch unterscheidet sich die Pilatesmethode von anderen Übungs- und Trainingsprogrammen?

Durch die Pilatesprinzipien, die bei allen Übungen zu beachten und einzuhalten sind.

5. Die Pilatesprinzipien

a. Atmung / Entspannung
b. Zentrierung
c. Kontrolle
d. Konzentration
e. Präzision
f. Isolation
g. Axiale Länge / Stabilisation
h. Fließende Bewegung

a. Atmung / Entspannung

Durch die Atmung wird der Körper mit Sauerstoff versorgt, und schädliche Gase werden aus der Lunge befördert.

PRAXIS
Pilatesatmung

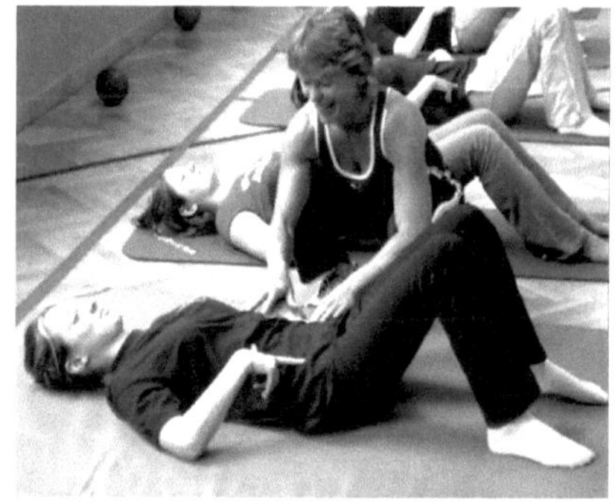

Legt euch auf den Rücken. Füße hüftgelenksbreit aufgestellt. Mittelfinger der linken und rechten Hand legt ihr auf eure Hüftknochen, den Daumen jeder Hand auf die unteren Rippenbögen. Kopf ist in Verlängerung der Wirbelsäule. Atmet jetzt durch die Nase tief in den unteren hinteren und seitlichen Brustkorb ein und denkt euch in die Länge. Daumen und Mittelfinger entfernen sich voneinander. Bauch bleibt eingezogen. Beim Ausatmen durch den Mund schließt ihr eure Rippenbögen und zieht euren Nabel nach innen oben zur Wirbelsäule. Schafft Verbindung zwischen Brustbein und Schambein, ohne eure neutrale, doppel-S-förmige Wirbelsäule zu verändern. Schultern bleiben tief, Schulterblattspitzen zum Becken ziehen. Drei bis vier Wiederholungen. Jetzt ist euer „Powerhouse“ aktiv.

b. Zentrierung

Die Mitte – das Zentrum des Körpers – ist der Ansatz für jede Bewegung. Das „Powerhouse“ unterstützt die Wirbelsäule, die inneren Organe und die Haltung.

PRAXIS
Beckenschaukel / Beckenuhr

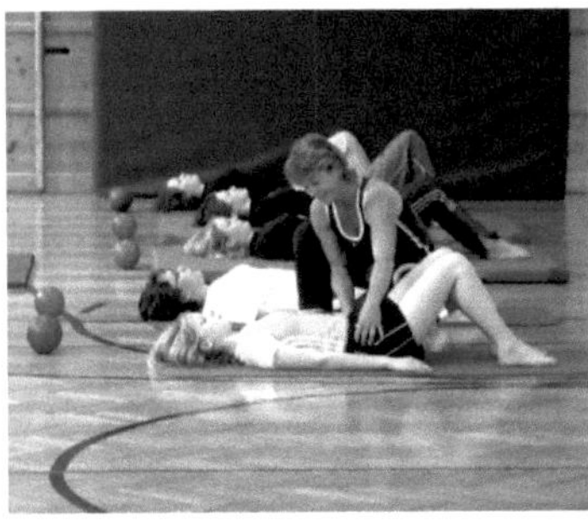

Legt euch auf den Rücken. Füße hüftgelenksbreit aufgestellt. Arme liegen neben dem Körper. Stellt euch auf eurem Bauch eine Uhr vor. Nabel ist 6, Schambein ist 12, links 9 rechts 3 Uhr. Kippt jetzt euer Becken von 12 Uhr (nach vorne – einatmen) auf 6 Uhr (nach hinten – ausatmen). Dann von 3 Uhr auf 9 Uhr. Zuletzt beschreibt kleine Kreise im und gegen den Uhrzeigersinn. So mobilisiert ihr euer Iliosakralgelenk (Hüft-Kreuzbein-Gelenk) und findet eure neutrale Wirbelsäulenposition (Doppel-S-Form).

c. Kontrolle

Hier versteht Pilates die Kontrolle über den Körper durch den Geist, die mentale Steuerung der Bewegungen. Also ein „Body and Mind“ Training, ähnlich asiatischer Bewegungsvorstellungen (z.B. Yoga). Nur so werden Verletzungen ausgeschlossen.

PRAXIS
Beingleiten

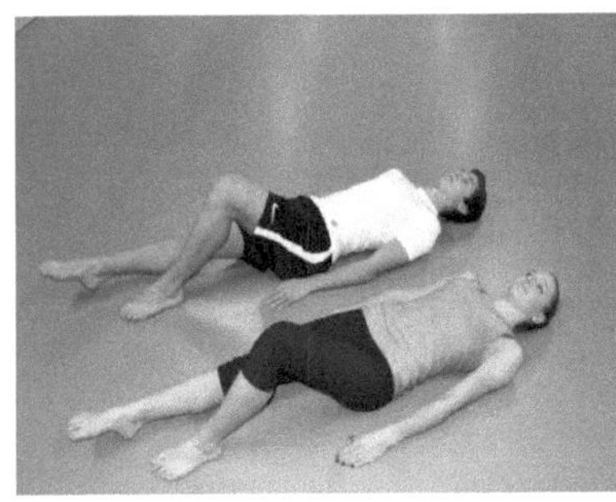

Legt euch auf den Rücken, Füße hüftgelenksbreit aufgestellt, Arme liegen neben dem Körper. Atmet ein zur Vorbereitung, beim Ausatmen führt ihr euer linkes Bein gerade nach vor, in der Streckung atmet ihr ein und beim Ausatmen hebt ihr es dann senkrecht hoch. Zieht eure Fußspitze zum Schienbein, wenn ihr die Dehnung an der Rückseite eures Oberschenkels spürt. Atmet ein und stellt es in die Ausgangsposition zurück. Dasselbe wiederholt ihr jetzt mit dem rechten Bein.

d. Konzentration

Während der Übungsfolgen soll die gesamte Aufmerksamkeit auf den eigenen Körper gerichtet sein. Die Gedanken sollen vollkommen darauf konzentriert sein, jede einzelne Bewegung möglichst präzise auszuführen, um Fehler zu vermeiden.

PRAXIS
BWS-Rotation

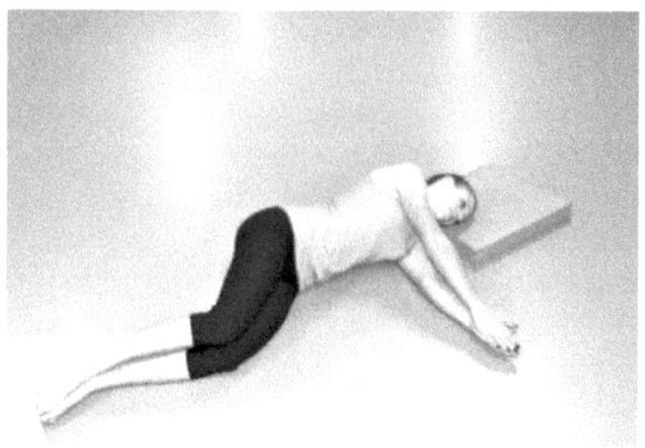

Legt euch in Seitenlage. Die untere Hand oder ein Balance Pad ist unter dem Kopf, die Arme gestreckt waagrecht vor eurem Körper. Hüftknochen parallel, Knie und Füße genau übereinander und leicht gebeugt. Bringt beim Einatmen den gestreckten Arm nach hinten. Schaut der Hand nach. Bringt sie beim Ausatmen wieder zurück in die Ausgangsposition. Nach 6-8 Wiederholungen übt auch auf der anderen Seite.

e. Präzision

Jedes Detail einer Übung ist wichtig. Der Nutzen wird dadurch erhöht.

PRAXIS
Schulterblattplatzierung

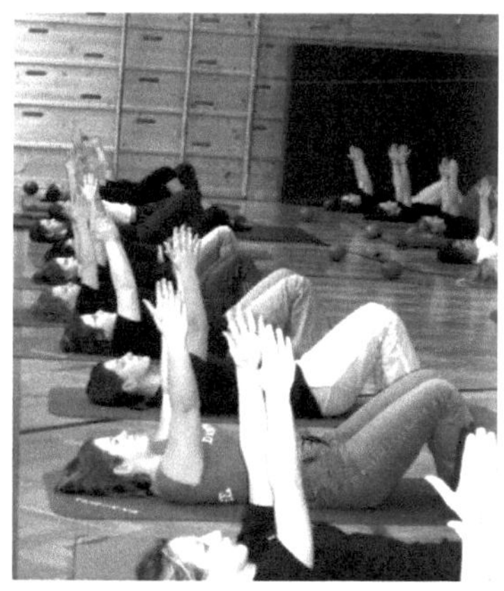

Legt euch auf den Rücken und stellt die Füße hüftgelenksbreit auf. Arme zeigen parallel senkrecht zur Decke, Handflächen zueinander. Beim Einatmen zieht eure Hände zur Decke, die Schulterblätter entfernen sich von der Wirbelsäule. Beim Ausatmen bringt sie wieder zurück in die Ausgangsposition.

f. Isolation

Das isolierte Ansteuern bestimmter Muskelgruppen ist eines der schwierigsten Prinzipien zu Beginn. Durch völlige Konzentration wird es aber mit der Zeit möglich, alle anderen Muskeln zu entspannen. Dadurch kommt es bei den SchülerInnen zu einem sehr lohnenden Nebeneffekt. Stress wird abgebaut.

PRAXIS
Flieger

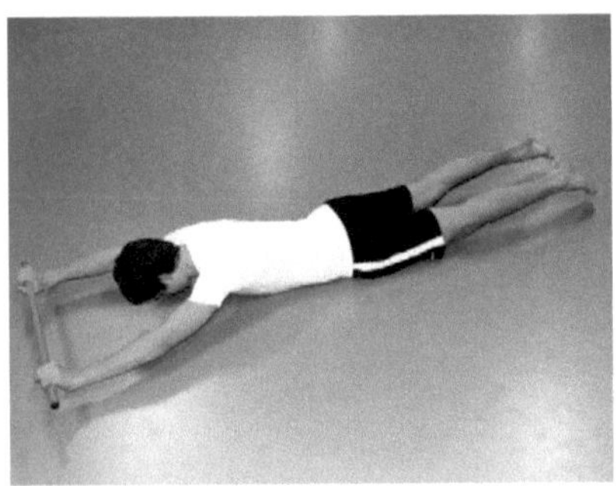

Legt euch auf den Bauch. Füße hüftgelenksbreit geöffnet, Arme gestreckt, den Turnstab schulterbreit locker halten. Stirn liegt auf dem Boden. Atmet ein zur Vorbereitung, aktiviert beim Ausatmen euer „Powerhouse“ und hebt Arme und Beine fünf Zentimeter vom Boden ab. Der Kopf bleibt in Verlängerung der Wirbelsäule. Kommt beim Einatmen wieder zurück in die Ausgangsposition.

g. Axiale Länge / Stabilisation

Denkt euch in die Länge, vom Scheitel bis zum Steißbein. Dadurch werden Reibungskräfte und der Druck auf die Bandscheiben vermindert, das Gehirn wird besser durchblutet. Die Nervenbahnen werden frei. Die Folge ist eine bessere Koordination und damit verbunden auch ein besseres Gleichgewicht.

PRAXIS
Kleiner Schwan

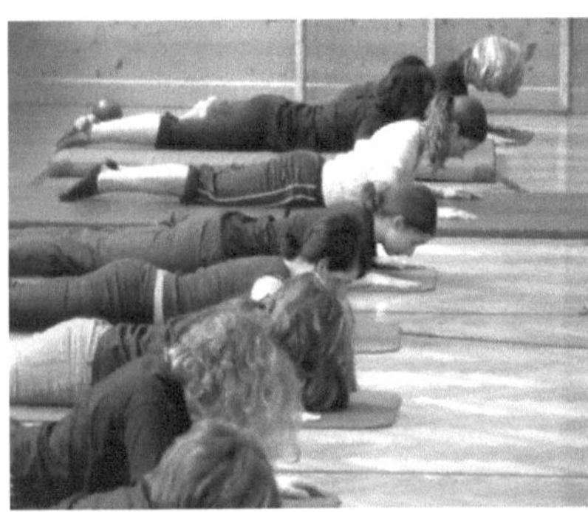

Bauchlage. Ellbogen ein wenig unter Schulterhöhe, Unterarme parallel. Atmet ein und hebt beim Ausatmen euren Oberkörper leicht hoch, nachdem ihr vorher euer „Powerhouse“ aktiviert habt. Kopf in Verlängerung der Wirbelsäule. Denkt euch in die Länge. Die Füße bleiben auf dem Boden. Gesäß entspannt. Nabel nach innen oben ziehen. Kehrt beim Einatmen wieder in die Ausgangsposition zurück.

h. Fließende Bewegung

PRAXIS
Halbes Abrollen

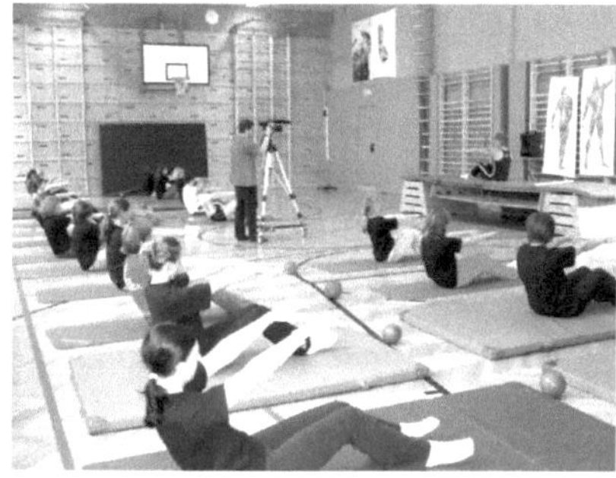

Aufrechter Sitz. Arme parallel waagrecht nach vor gestreckt. Gewicht ist auf den Sitzbeinhöckern. Atmet ein und streckt euch zur Decke. Kippt euer Becken beim Ausatmen hinter die Sitzbeinhöcker und kommt beim Einatmen wieder zurück in die Ausgangsposition.

6. Übungsvarianten

Was mir bei Pilates am meisten gefällt, ist die große Anzahl von Übungen und die Vielfalt der Ausführungen. Mit einer Grundübung kann man jeden Trainingszustand ansprechen, von leicht bis ganz schwierig. Durch geringe Veränderungen in der Fuß- oder Beinstellung, Erhöhung des Tempos, den Einsatz von Kleingeräten oder die Änderung der Atmungsanweisungen werden wieder andere, noch tiefer liegende Muskeln angesprochen, und die Koordination und Rumpfstabilität werden verbessert. Dies wirkt sich wiederum natürlich auch auf das Gleichgewicht positiv aus.

PRAXIS

„100“
Verschiedene Schwierigkeitsstufen

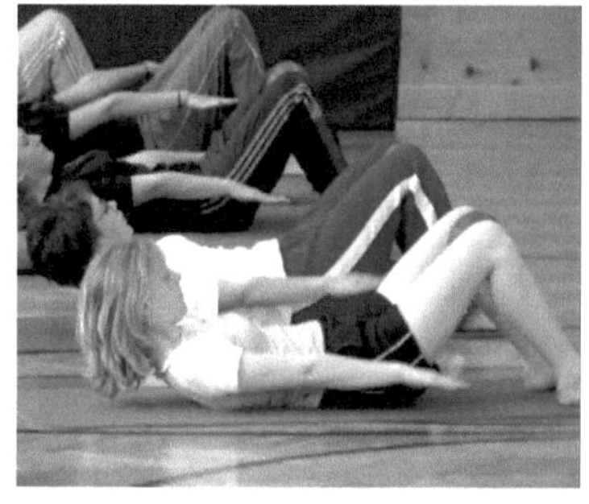

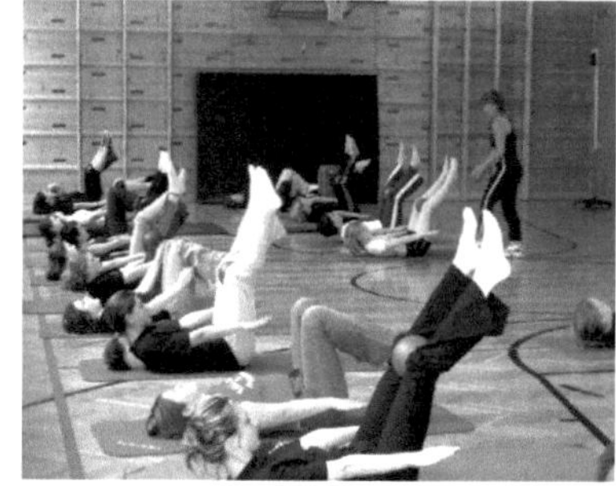

Einsatz im Leistungssport

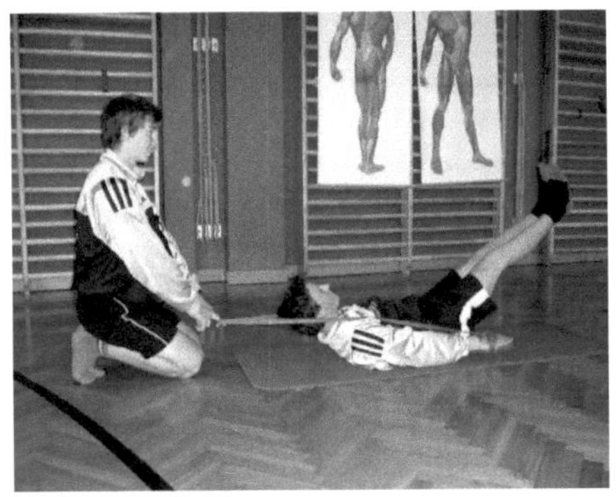

„100“ mit dem Theraband

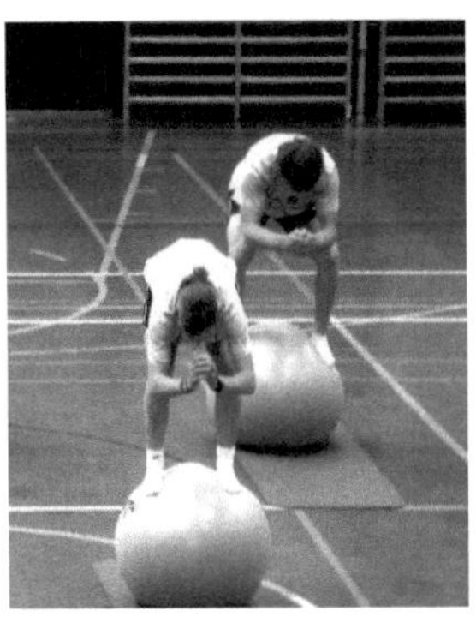

Abfahrtshocke auf dem Sitzball

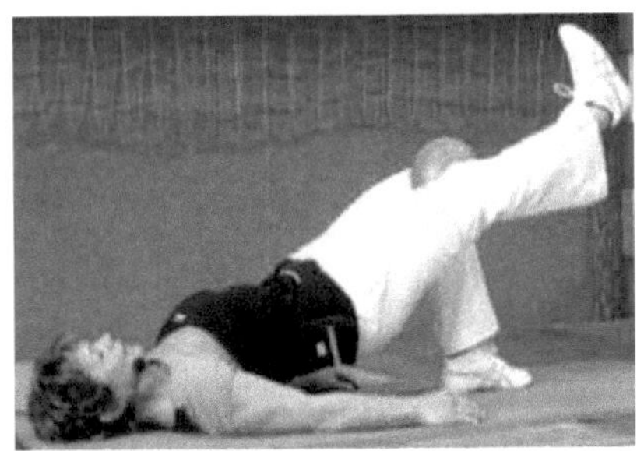

Brücke mit dem Softball

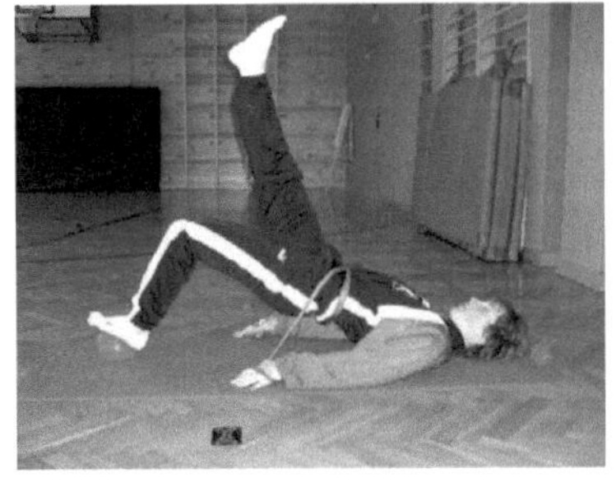

Brücke auf dem Softball

7. Die Übungskarten

Erklärungen zu den Übungskarten

Abkürzungen:

AP	Ausgangsposition
BA	Bewegungsanweisung
KA	Korrekturanweisung
Flex	Fußrist zum Schienbein ziehen
Point	Rist strecken
PSt	Pilatesstellung, Fersen zusammen, Rist nach außen
Prepilates	Vorbereitende Pilatesübungen
vw, rw, sw.	vorwärts, rückwärts, seitwärts
LWS	Lendenwirbelsäule
EA	Einatmen
AA	Ausatmen
FA	Fließende Atmung
Wh	Wiederholungen

Forderungen beim Üben mit den Karten – Pilatesatmung!

Atmet immer durch die Nase tief bis in den unteren und seitlichen Brustkorb ein und denkt euch in die Länge. Beim Ausatmen durch den Mund schließt ihr eure Rippenbögen unter dem Brustbein. Schafft Verbindung zwischen Brustbein und Schambein. Die Schultern bleiben tief. Der Beckenboden soll während der ganzen Übungsabfolge immer wieder beim Ausatmen leicht aktiviert werden.

Wie wird der Beckenboden aktiviert?

- Ziehe deinen Nabel nach innen oben zur Wirbelsäule.
- Stelle dir vor, du ziehst enge Jeans an und willst den Reißverschluss schließen.
- Schließe alle Öffnungen.
- Deine Sitzbeinhöcker wollen zueinander.
- Versuche, den Harnstrahl zurückzuhalten.
- Fahre dein Schambein mit dem Lift nach oben.

Die Wirbelsäule sollte während der Übungen weder überstreckt noch total abgeflacht werden, um den Druck auf die Bandscheiben zu verringern und eine gute Durchblutung zu gewährleisten. Die Nervenbahnen werden frei. Die Folge ist eine bessere Koordination und damit verbunden auch ein besseres Gleichgewicht. Die neutrale Position (Doppel-S-Form) in der Ausgangsposition, und wo sie verlangt wird, immer beibehalten.

Wie wird die neutrale doppel-S-förmige Wirbelsäulenposition beibehalten?

- Drücke deine Lendenwirbelsäule in Rückenlage nicht auf den Boden. Behalte den kleinen Abstand zwischen Unterlage und Rücken bei (individuell verschieden).
- Lasse dein Becken auf der Matte. Schicke dein Steißbein zu den Fersen.
- Denke dich in die Länge (meist beim Einatmen) vom Scheitel bis zum Steißbein.
- Lasse im Liegen deine Hüftbeuger entspannt.

Geübt wird in fließenden, langsamen Bewegungen ohne Musik. Später kann auch zu entspannender, leicht rhythmischer Musik trainiert werden.

Es werden bei Pilates vor allem die kleinen, zentrumsnahen, stabilisierenden Muskeln, die innerste Bauch- und Rückenmuskulatur, der Beckenboden und das Zwerchfell trainiert. Gemeinsam mit dem Hüft-Lendenmuskel und dem viereckigen Lendenmuskel bilden diese das Zentrum – unser „Powerhouse"!

Während der Übungsfolgen soll die gesamte Aufmerksamkeit auf den eigenen Körper gerichtet sein. Die Gedanken sollen vollkommen darauf ausgerichtet sein, wie du jede einzelne Bewegung konzentriert ausführen kannst, um Fehler zu vermeiden. Jedes Detail einer Übung ist wichtig. Der Nutzen wird dadurch erhöht. Ein isoliertes Ansteuern bestimmter Muskelgruppen ist für die Entspannung aller anderen Muskeln sinnvoll.

Mobilisation der Gelenke:

- Zeichne kleine Kreise (8er) auf der Decke (Wand).
- Stelle dir vor, dein Bein (Arm) zieht noch ein wenig weiter aus dem Gelenk heraus.
- Stelle dir vor, der Kreis, den du beschreibst, wird immer kleiner / größer.

Mobilisation der Wirbelsäule:

- Löse dich wie eine Perlenkette vom Boden.
- Stelle dir vor, jeder einzelne Wirbel ist mit einem Klebeband am Boden (an der Wand) festgeklebt und du willst sie einzeln lösen. Anschließend klebst du sie wieder an.
- Stelle dir vor, jeder einzelne Wirbel hinterlässt einen Abdruck auf der Matte.

Vorteile des Pilates-Trainings

Physisch

- Die Haltung wird verbessert.
- Die inneren Organe werden entlastet.
- Der Stoffwechsel wird gefördert.
- Die Wirbelsäule wird gestärkt.
- Die Leistungsfähigkeit wird verbessert.
- Die natürliche Bewegungsfähigkeit, Koordination und Elastizität werden gesteigert.
- Nach ärztlicher Absprache, auch in der Aufbauphase nach Verletzungen gut einsetzbar.

Psychisch / Sozial

- Das Selbstbewusstsein der TeilnehmerInnen steigt.
- Stress wird abgebaut und die Konzentrationsfähigkeit verbessert.
- Die Motivation sich zu bewegen wird verbessert.

8. Tipps bei der Auswahl und Durchführung der Lifetime Pilates-Übungen für SchülerInnen

1. Methodisches Vorgehen, vom Einfachen zum Schwierigen

Besonders bei den fortgeschrittenen Pilatesübungen kann es zu Verletzungen und rückenschädigenden Effekten kommen. Die SchülerInnen sind daher gleich von Beginn an darauf hinzuweisen, nur jene Übungen durchzuführen, welche ihnen weder Schmerzen noch besondere Anstrengungen abverlangen.

2. Ausgangsposition, Bewegungsanweisung und Korrektur

Der/die LehrerIn (oder ein/e SchülerIn) soll die Übung zuerst korrekt vorzeigen, die Ausgangsposition und die Bewegungsanweisung kurz und verständlich erklären und auf die wichtigsten Kontrollpunkte bei der Korrektur hinweisen. Die SchülerInnen sollen sich gegenseitig ausbessern und kontrollieren können. Nur auf diese Weise ist ein sicheres Üben möglich. Bewährt hat sich auch, die Übungen mit Strichfiguren zeichnen zu lassen.

3. Prepilatesübungen

Unabhängig vom Leistungsniveau der SchülerInnen soll jede Unterrichtseinheit immer mit den vorbereitenden Prepilatesübungen begonnen werden. Vor allem die Pilates-Atmung, die Beckenuhr, sowie die Brustkorb- und Kopfplatzierung sind empfehlenswert, um die neutralen Positionen zu finden. Diese Übungen machen wir auch, um Wirbelsäule und Gelenke zu mobilisieren, Konzentration und Ruhe zu erlangen und den Körper durch bewusste Atmung und Aktivierung des Zwerchfells auf die Anstrengung vorzubereiten.

4. Atmung

Die SchülerInnen sollen immer darauf hingewiesen werden, weit und voll zu atmen, durch die Nase ein, durch den Mund aus, auch in den seitlichen und hinteren unteren Brustkorb. Sie sollen spüren, wie sich die Rippen in alle Richtungen weiten.

5. Zentrierung

Auf die korrekte Ausrichtung der Körperteile soll hingewiesen werden. Bevor die SchülerInnen mit der Bewegung beginnen, sollen sie im Geiste folgende Punkte durchgehen:

- Liege ich in der neutralen Nord-Süd, Ost-West-Position auf der Matte?
- Ist meine Wirbelsäule lang, halte ich die neutrale Becken- und Wirbelsäulenposition (Doppel-S-Form)?
- Ist mein Nacken lang und entspannt?
- Sind meine Schulterblattspitzen tief?
- Wie ist meine Fußstellung – Großzehenballen, Kleinzehenballen, Mitte der Ferse?
- Beginne ich jede Bewegung vom Zentrum aus (Powerhouse)?
- Wenn ich zuerst meine „Schokoladenseite“ übe, wie fühlt sie sich im Vergleich zur anderen Seite an? Länger, leichter, luftiger?

6. Konzentration / Kontrolle

Um Kontrolle zu bewahren, sollen die SchülerInnen sich darauf konzentrieren, was sie tun wollen. Bildhaftes Denken verhilft ihnen dabei zu richtigen Bewegungen.

7. Isolation und Entspannung

Die SchülerInnen sollen entspannt an die Übungen herangehen und sich nicht überanstrengen. Entspannen heißt aber nicht total „abzusacken“. Isoliert heißt, während sie eine Muskelgruppe anspannen, ist der Rest entspannt und locker. Die Musik soll einen leichten Rhythmus haben und nicht zu einschläfernd sein. Am Anfang besser ohne Musik.

8. Stabilisation / Axiale Länge

Die SchülerInnen sollen lernen, das Zentrum („Powerhouse“) zu stärken, indem sie den Nabel nach innen oben zur Wirbelsäule und die Sitzbeinhöcker zueinander ziehen. Die Vorstellung, dass sie einen breiten Gurt um den Unterbauch gespannt haben und den Harnstrahl zurückhalten wollen, hilft ihnen dabei. Auch hilft die Anweisung: „Stelle dir vor, du ziehst enge Jeans an und willst den Reißverschluss schließen.“ Um die Wirbelsäule zu strecken, sollen sie sich beim Einatmen immer in die Länge denken und das Steißbein zu den Fersen schicken. Ein unsichtbarer Faden am Hinterkopf zieht sie im Stand an die Decke, im Liegen zur gegenüberliegenden Wand.

9. Fließende Bewegungen / Koordination

Durch Wiederholungen werden die Bewegungen verfeinert, die Koordination und das Körperbewusstsein werden verbessert, langsam wird auch die Ausdauer und Kraft gebildet, dadurch werden die Bewegungen auch fließender und schneller.

Es hat sich bewährt, die Übungskarten kopiert und foliert zu verwenden. Ich lege sie den SchülerInnen im Turnsaal auf eine Langbank. Während eine Gruppe spielt, übt der Rest der Klasse auf Gymnastikmatten im geschützten Bereich. Die Prepilates-Übungskarten sind auch sehr gut für leicht verletzte oder „schonungsbedürftige“ SchülerInnen geeignet.

9. LTP-Pausenübungen[5)]

➢ Pilates@Work

5) Diese Übungskarten stammen aus dem Projekt „Tut gut“ mit der NÖ Landesregierung.
www.sportlandnoe.at, www.gesundundleben.at

Mag. Eva Obenaus
e.obenaus@aon.at
http://pilates.airplay.at

Pilates @ work

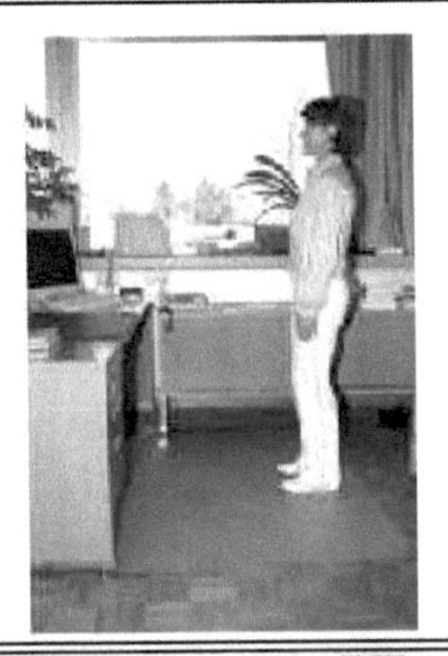	Aufrechter Stand, hüftgelenksbreit, einen Schritt vor dem Schreibtisch. 1. Atme ein - Führe deine Arme seitlich nach außen hoch über den Kopf.
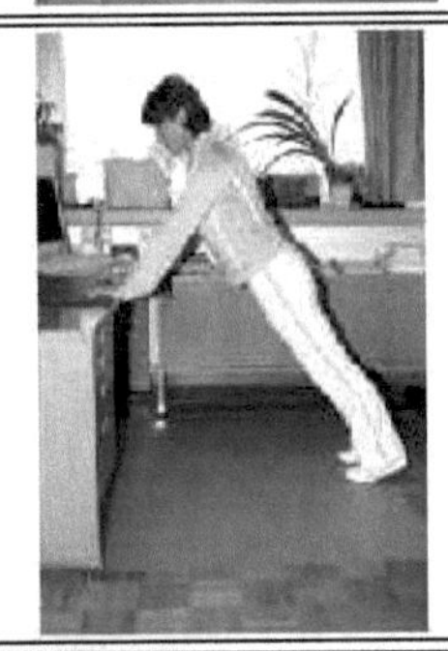	2. Atme aus - Führe deine Arme parallel nach vor und stütze dich mit deinen Händen schulterbreit am Schreibtisch ab. Lasse den Hals lang und bringe deine Schultern weg von den Ohren. Dein Kopf ist in Verlängerung der Wirbelsäule. Powerhouse aktiviert.
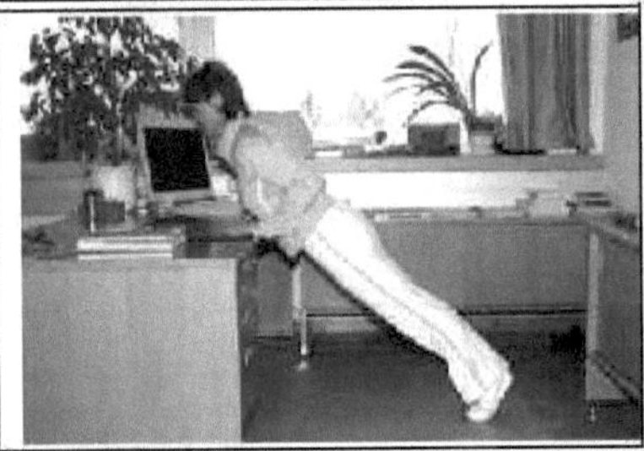	3. Atme ein – Beuge deine Arme und bringe deine Ellbogen zur Taille.

Mag. Eva Obenaus
e.obenaus@aon.at
http://pilates.airplay.at

Pilates @ work

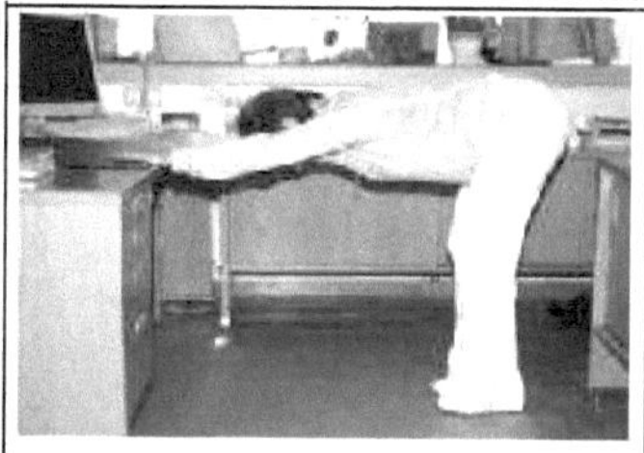	4. Atme aus - Strecke deine Arme, bringe dein Becken nach hinten und drücke deine Schultern nach unten. Beine bleiben leicht gebeugt.
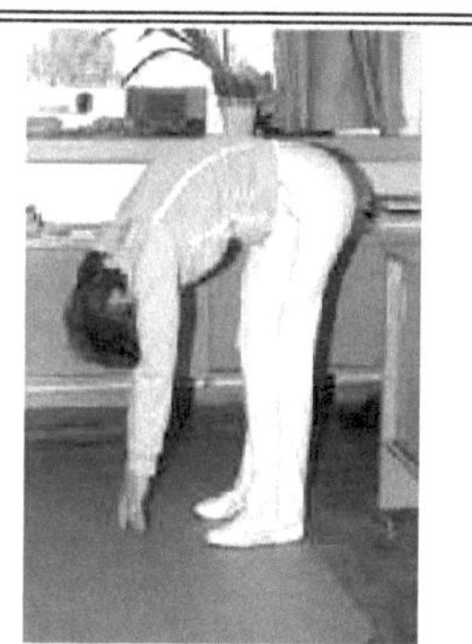	5. Atme ein - Löse die Hände vom Schreibtisch und komme zum Boden. Beine sind leicht gebeugt. *Spüre deinen Atem auch in den hinteren unteren Rippen.*
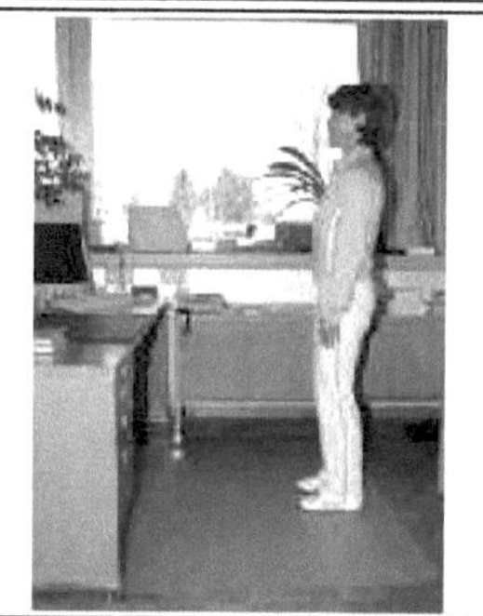	6. Atme aus - Rolle dich Wirbel für Wirbel auf bist du wieder aufgerichtet bist. *Stelle dir vor, ein unsichtbarer Faden zieht dich am Scheitel zur Decke nach oben.* Wiederhole die Übung mindestens **sechsmal**.

10. Übungskarten Prepilates

1. **Pilates-Atmung** – *Breathing*
2. **Beckenuhr** – *Pelvic-Clock*
3. **Beingleiten** – *Leg Slide*
4. **Kopfnicken / Nasenkreisen** – *Cervical Nod / Nose Circles*
5. **Schulterblattplatzierung** – *Elevation and Depression*
6. **Schulterblattplatzierung** – *Protraction and Retraction*
7. **Brustkorbplatzierung / Armkreisen** – *Ribcage Placement / Arm Circles*
8. **Knieheben** – *Knee Folds*
9. **Knieschaukel** – *Knee Sway*
10. **Einbeintipp** – *Single Leg Tip*
11. **Beidbeintipp / Schrägtipp** – *Double Leg Tip*
12. **Wirbelsäulenrotation** – *Spinal Rotation*
13. **Kniekreisen** – *Hip Circles*
14. **Halbes Abrollen** – *Half Roll Down*
15. **Kleiner Schwan** – *Swan Preparation*
16. **Flieger** – *Flight*
17. **Bankstellung** – *Jack Rabbit Front Support*
18. **Halbes Aufrollen** – *Half Roll Up*

Übungskarte Prepilates

1. Pilates-Atmung

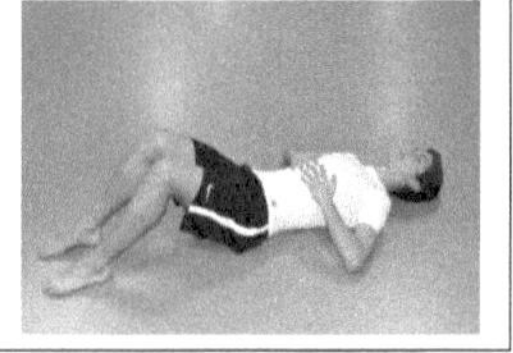	**AP**	Rückenlage, Füße hüftgelenksbreit aufgestellt. Beide Hände auf den Rippenbögen unter dem Brustbein.
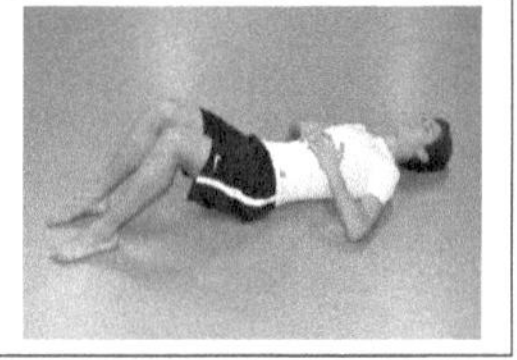	**BA**	Atme in den seitlichen Brustkorb durch die Nase ein. Beim Ausatmen durch den Mund schließe deine Rippenbögen und schaffe Verbindung zwischen Brustbein und Schambein. Ziehe deinen Nabel nach innen oben zur Wirbelsäule und aktiviere so dein „Powerhouse".
„Stelle dir vor, du ziehst enge Jeans an und möchtest den Reißverschluss schließen."	**KA**	Spüre wie sich beim Einatmen die Rippen in alle Richtungen weiten. Der Oberkörper bleibt stabil. Schultern entspannt und Hals lang. Spüre deinen Atem.

Übungskarte Prepilates

2. Beckenuhr

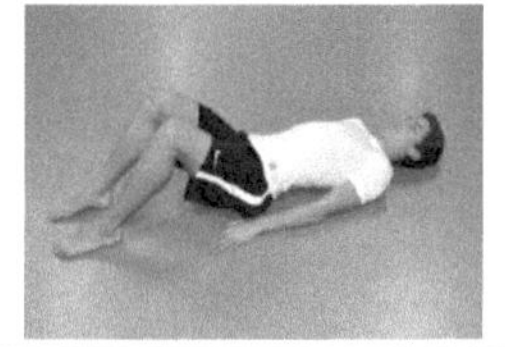	**AP**	Rückenlage, Füße sind hüftgelenksbreit aufgestellt. Arme liegen neben dem Körper.
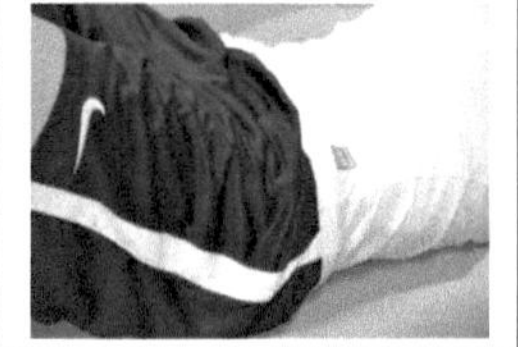	**BA**	Kippe dein Becken beim Einatmen nach vor auf 12 Uhr und beim Ausatmen zurück auf 6 Uhr. Kreise nach sechs Wiederholungen im und gegen den Uhrzeigersinn.
„Stelle dir vor, du liegst auf einer großen Uhr. Der Nabel liegt auf 6 Uhr, das Schambein auf 12 Uhr."	**KA**	Spüre wie sich deine Muskeln im Kreuz-Darmbeingelenk – Iliosakralgelenk – entspannen. Atme fließend weiter. Finde deine neutrale Wirbelsäulen- und Beckenstellung.

Übungskarte Prepilates

3. Beingleiten

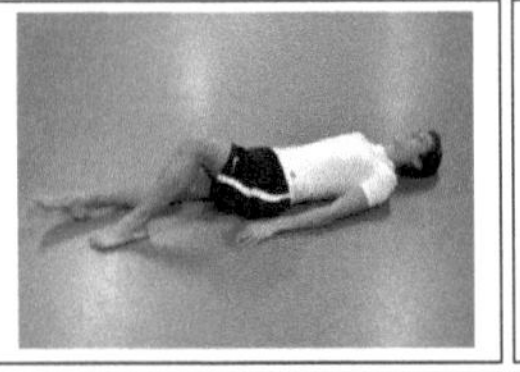	**AP**	Rückenlage, Füße hüftgelenksbereit aufgestellt, Arme liegen neben dem Körper. *Bild zeigt die erste Bewegungsanweisung.
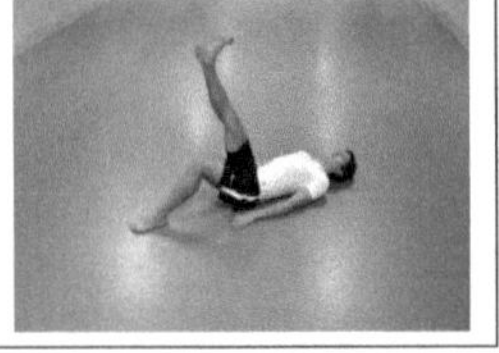	**BA**	Atme ein und gleite beim Ausatmen mit deiner rechten Ferse den Boden entlang nach vor, bis das Bein gestreckt ist. Atme ein in der Streckung, atme aus und hebe das gestreckte Bein senkrecht hoch, Fuß flex. Stelle es beim Einatmen wieder in die AP zurück. Wh. mit dem linken Bein.
„Stelle dir vor, jemand zieht dein Bein zur Decke."	**KA**	Ziehe beim Ausatmen deinen Nabel fest nach innen oben. Spüre die Dehnung an der Rückseite deines Oberschenkels. Halte deinen Rumpf stabil. Neutrale Wirbelsäule. Fließende Bewegung.

Übungskarte Prepilates

4. Kopfnicken / Nasenkreisen – „Sonne"

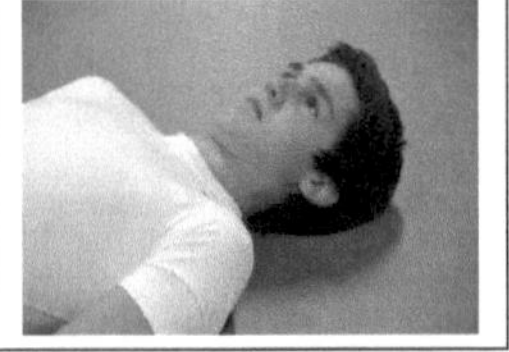	**AP**	Rückenlage, Füße sind hüftgelenksbreit aufgestellt. Die Arme liegen neben dem Körper.
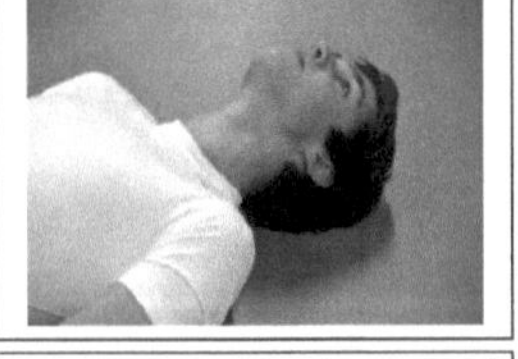	**BA**	Zeichne mit deiner Nase eine Sonnenscheibe, drei kleine Kreise im und gegen den Uhrzeigersinn. Atme ein und kippe deinen Kopf minimal nach vor Richtung Brustbein. Verlängere so deinen Nacken. Atme aus und kippe deinen Kopf nach hinten. Anschließend nach rechts und links.
„Stelle dir vor, du zeichnest mit deiner Nasenspitze eine Sonne mit deiner Lieblingsfarbe."	**KA**	Spüre wie sich deine Muskeln im Hals und Nackenbereich lösen und entspannen. Fühle noch einen Augenblick nach und atme fließend weiter.

Übungskarte Prepilates

5. Schulterblattplatzierung
Elevation / Depression

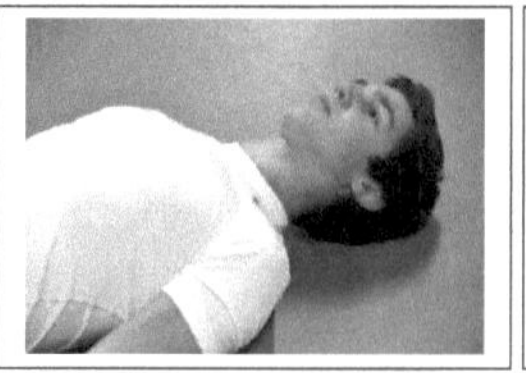	AP	Rückenlage, Füße sind hüftgelenksbreit aufgestellt. Arme liegen neben dem Körper.
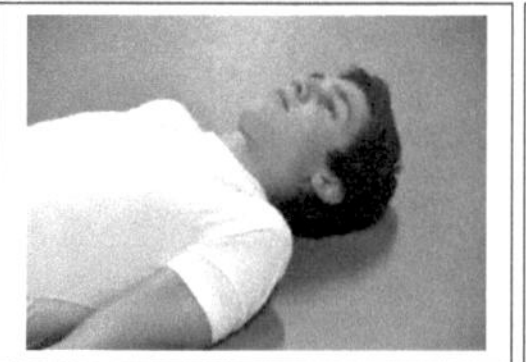	BA	Ziehe beim Einatmen die Schultern zu den Ohren und bringe sie beim Ausatmen zurück in die Ausgangsposition. Ziehe die Schulterblattspitzen zum Becken.
„Stelle dir vor, du steckst beim Ausatmen deine Schultern in die hinteren Hosentaschen."	KA	Lasse deine Arme am Boden. Oberkörper stabil halten. Spüre wie sich deine Nackenmuskeln entspannen.

Übungskarte Prepilates

6. Schulterblattplatzierung
Protraktion / Retraktion

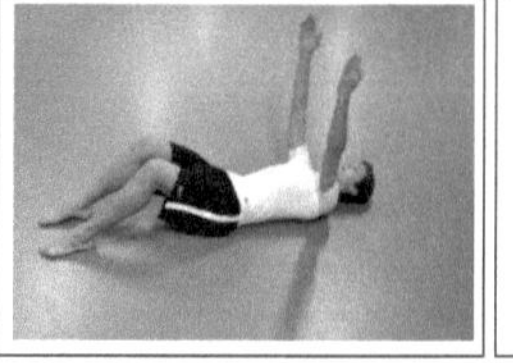	AP	Rückenlage, Füße sind hüftgelenksbreit aufgestellt. Arme gestreckt senkrecht zur Decke, Handflächen zueinander.
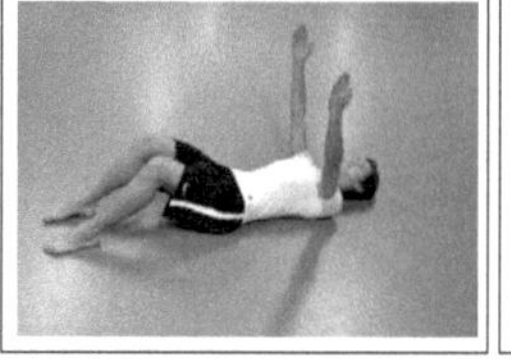	BA	Ziehe beim Einatmen die Fingerspitzen zur Decke. Die Schulterblätter entfernen sich von der WS. Komme beim Ausatmen wieder zurück in die AP, die Schulterblätter nähern sich wieder der WS an. Schulterblattspitzen nach unten ziehen.
„Stelle dir vor, deine Schulterblätter schweben auf Wolken."	KA	Oberkörper bleibt stabil. Hals ist lang. Arme bleiben gestreckt.

Übungskarte Prepilates

7. Brustkorbplatzierung / Armkreisen

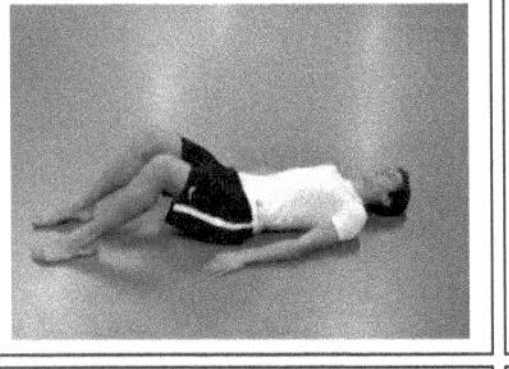	**AP**	Rückenlage, Füße sind hüftgelenksbreit aufgestellt. Arme liegen neben dem Körper.
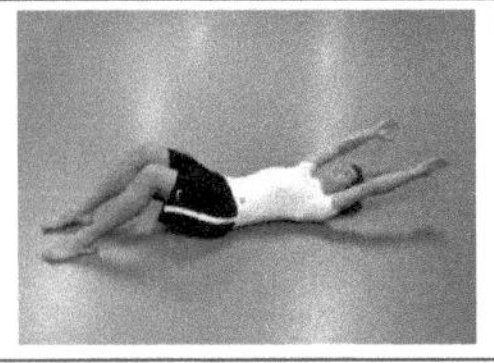	**BA**	Bringe beim Ausatmen die Arme über den Kopf nach oben und wieder zurück, beschreibe einen großen Kreis nach außen und komme beim Einatmen wieder zurück in die Ausgangsposition. Übe auch in die andere Richtung.
„Stelle dir vor, du zeichnest mit deinen Fingerspitzen einen großen Kreis."	**KA**	Versuche nur, deine Arme zu bewegen. Deine Schultern bleiben tief, Rippenbögen beim Zurückführen nicht öffnen. Ziehe beim Ausatmen deinen Nabel nach innen und oben.

Übungskarte Prepilates

8. Knieheben

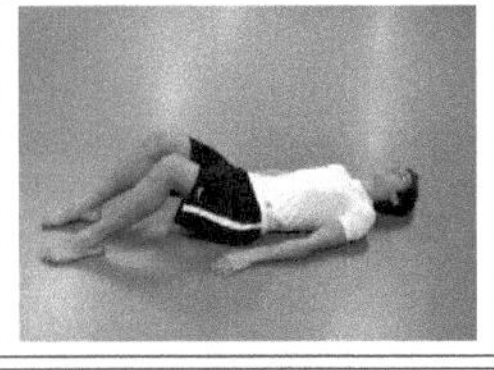	**AP**	Rückenlage, Füße sind hüftgelenksbreit aufgestellt. Arme liegen neben dem Körper.
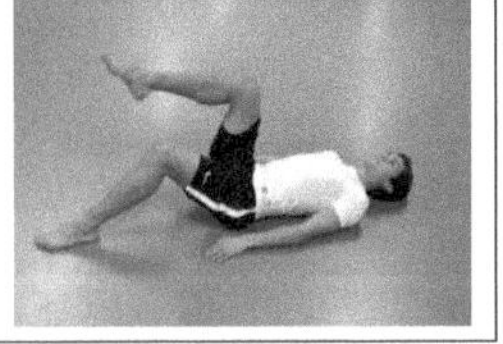	**BA**	Hebe beim Ausatmen dein rechtes Bein bis 90° über die Hüfte, bringe es beim Einatmen wieder zurück in die AP. Wiederhole dasselbe mit dem linken Bein.
„Stelle dir vor, über deiner Hüfte liegt ein breiter Gurt und du kannst nur deine Beine bewegen."	**KA**	Halte deine Wirbelsäule in neutraler Position stabil. Aktiviere dein Powerhouse.

Übungskarte Prepilates

9. Knieschaukel

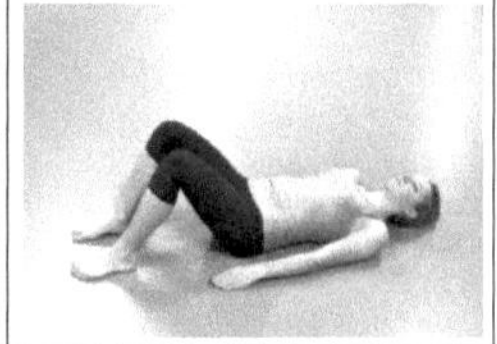	**AP**	Rückenlage, Füße sind hüftgelenksbreit aufgestellt. Die Arme liegen neben dem Körper. Kopf in Verlängerung der Wirbelsäule, der Hals ist lang.
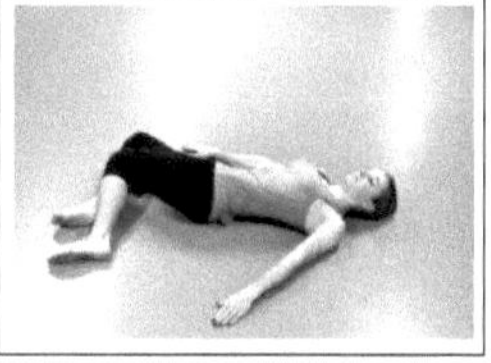	**BA**	Beim Einatmen bringe beide Knie zur rechten Seite. Bring sie beim Ausatmen wieder zurück in die AP. Wechsle auf die andere Seite.
„Stelle dir vor, die Bewegung geht nur von deinen schrägen Bauchmuskeln aus.“	**KA**	Aktiviere dein Powerhouse. Spüre deine schrägen Bauchmuskeln. Du brauchst deine Knie nicht bis zum Boden senken.

Übungskarte Prepilates

10. Einbeintipp

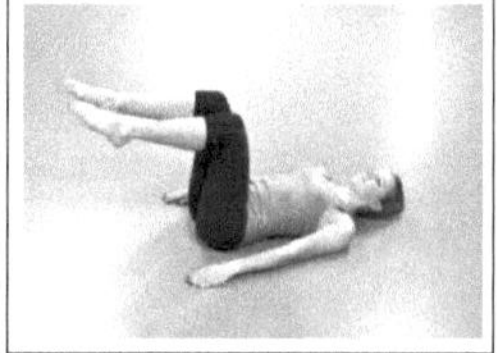	**AP**	Rückenlage, Knie im 90° Winkel gebeugt, hüftgelenksbreit senkrecht über der Hüfte.
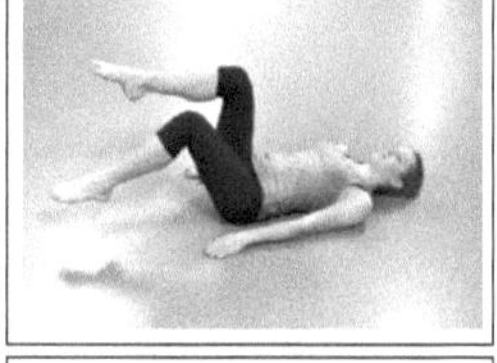	**BA**	Tippe beim Einatmen dein rechtes Bein zum Boden, bringe es beim Ausatmen wieder zurück in die AP. Wiederhole dasselbe mit dem linken Bein.
„Stelle dir vor, du drückst mit deiner Fußspitze einen Blasbalg zusammen.“	**KA**	Halte deine Wirbelsäule in neutraler Position stabil. Aktiviere dein Powerhouse.

Übungskarte Prepilates

11. Beidbeintipp / Schrägtipp

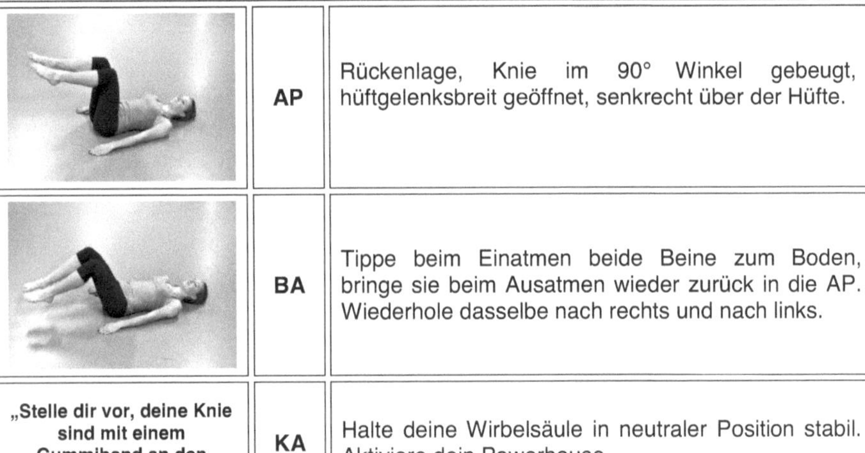

	AP	Rückenlage, Knie im 90° Winkel gebeugt, hüftgelenksbreit geöffnet, senkrecht über der Hüfte.
	BA	Tippe beim Einatmen beide Beine zum Boden, bringe sie beim Ausatmen wieder zurück in die AP. Wiederhole dasselbe nach rechts und nach links.
„Stelle dir vor, deine Knie sind mit einem Gummiband an den Schultern befestigt.“	**KA**	Halte deine Wirbelsäule in neutraler Position stabil. Aktiviere dein Powerhouse.

Übungskarte Prepilates

12. Wirbelsäulenrotation

	AP	Seitlage. Dein re. Arm liegt ausgestreckt vor dir, dein Kopf liegt auf dem gestreckten li. Arm. Beine leicht gebeugt. Knie und Knöchel genau übereinander.
	BA	Beim Einatmen bringe den oberen Arm nach hinten, blicke der Hand nach und öffne den Brustkorb. Beim Ausatmen wieder zurück in die AP. Wechsle anschließend auf die andere Seite. Variation:
„Stelle dir vor, du öffnest beim Einatmen zwischen deinen Rippenbögen eine Schiebetür und schließt sie beim Ausatmen wieder.“	**KA**	Aktiviere dein Powerhouse. Halte die Hüftknochen, die Knie und die Füße geschlossen und genau übereinander.

Übungskarte Prepilates

13. Kniekreisen

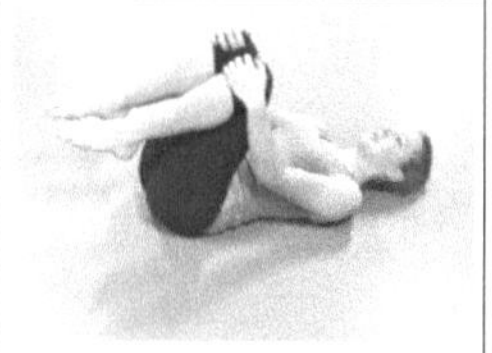	AP	Rückenlage, Knie geschlossen im 90° Winkel gebeugt senkrecht über der Hüfte. Die Hände liegen außen auf den Knien.
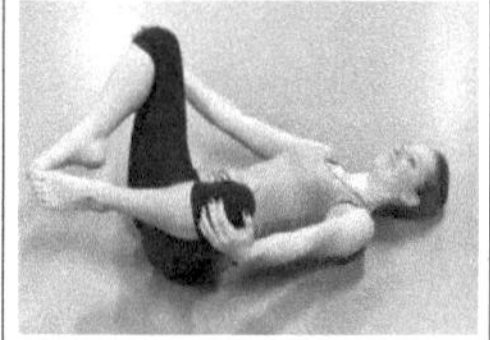	BA	Beim Einatmen bringe beide Knie zum Oberkörper und zeichne beim Ausatmen mit deinen Knien einen kleinen Kreis an der Decke. Wiederhole die Übung in die andere Richtung. Versuche es auch gegengleich.
„Stelle dir vor, du zeichnest mit deinen Knien je einen Kreis auf der Decke, das ergibt einen exakten Achter."	KA	Aktiviere dein Powerhouse. Spüre wie sich deine Muskeln im Hüftgelenk entspannen.

Übungskarte Prepilates

14. Halbes Abrollen

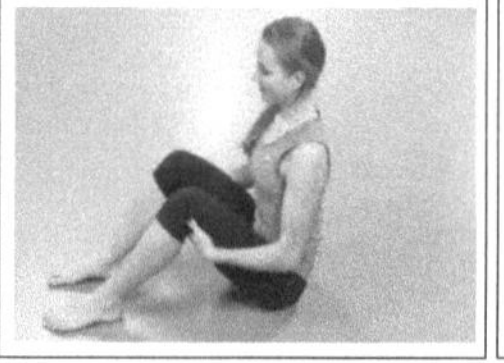	AP	Aufrechter Sitz auf den Sitzbeinhöckern, Füße parallel, hüftgelenksbreit aufgestellt, Hände unter den Knien an der Oberschenkelrückseite.
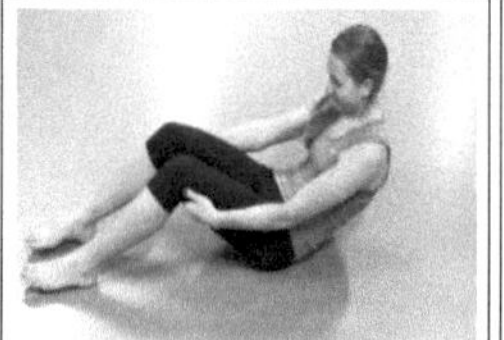	BA	Atme ein und denke dich in die Länge, rolle beim Ausatmen zurück, komme hinter deine Sitzbeinhöcker und forme mit deinem Oberkörper ein C. Atme ein und komme zurück zur AP.
„Stelle dir vor, zwischen deinen Rippenbögen und den Hüftknochen ist eine Feder gespannt, die du zusammendrückst, wenn du zurückrollst."	KA	Ziehe beim Ausatmen deinen Nabel fest nach innen und oben und schaue auf deinen Nabel. Ziehe deine Schulterblätter nach unten. Lasse deine Ellbogen seit. Spüre die Dehnung im Rücken.

Übungskarte Prepilates

15. Kleiner Schwan

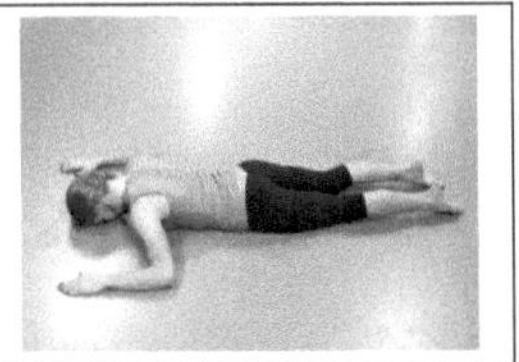	**AP**	Bauchlage, Beine hüftgelenksbreit geöffnet am Boden. Die Arme sind 90° abgewinkelt, Ellbogen sind seitlich, etwas unterhalb der Schultern. Die Stirn liegt auf der Matte.
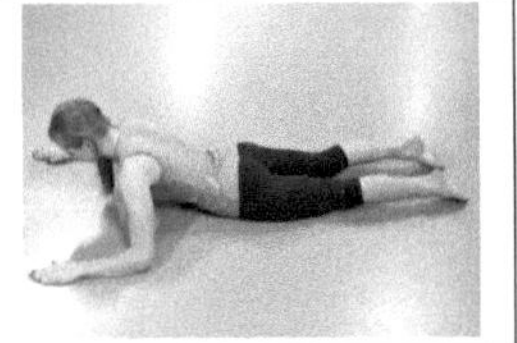	**BA**	Atme ein, aktiviere beim Ausatmen dein Powerhouse und hebe den Oberkörper bis zur Brustwirbelsäule ab. Komme beim Einatmen wieder zurück in die AP.
„Stelle dir vor, ein unsichtbarer Faden zieht dich in Verlängerung der WS nach vorne.“	**KA**	Ziehe beim Ausatmen deinen Nabel fest nach innen und halte den Kopf in Verlängerung der WS. Aktiviere dein Powerhouse. Lasse den Gesäßmuskel entspannt.

Übungskarte Prepilates

16. Flieger

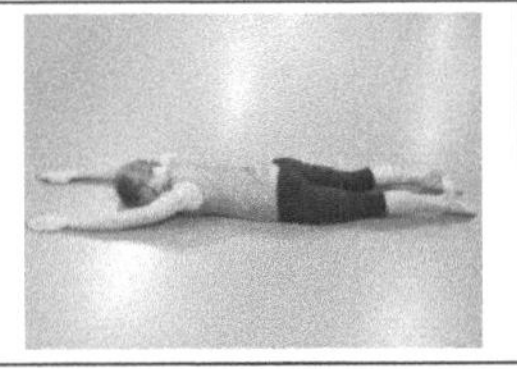	**AP**	Bauchlage, Beine hüftgelenksbreit geöffnet am Boden. Die Arme sind gestreckt, parallel in Verlängerung des Körpers. Die Stirn liegt auf der Matte.
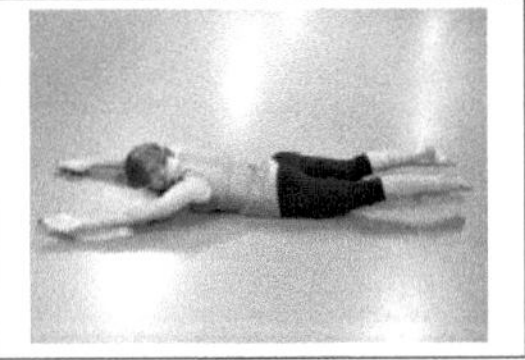	**BA**	Atme ein und aktiviere beim Ausatmen dein Powerhouse, Nabel nach innen oben ziehen. Hebe Arme und Beine etwa 5 cm vom Boden ab. Denke dich in die Länge und ziehe deine Arme und Beine aus den Gelenken heraus. Komme beim Einatmen wieder zurück in die AP.
„Stelle dir vor, du treibst im Wasser und hebst Arme und Beine mühelos über die Wasseroberfläche.“	**KA**	Ziehe beim Ausatmen deinen Nabel fest nach innen und halte den Kopf in Verlängerung der WS. Powerhouse aktiv, Arme nicht überstrecken. Nicht zu hoch heben.

Übungskarte Prepilates

17. Bankstellung

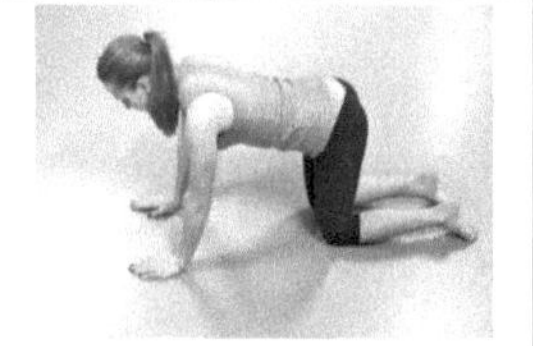	**AP**	Bankstellung. Arme gestreckt, senkrecht unter den Schultern, das Gewicht ist außen an der Handfläche. Kopf in Verlängerung der neutralen WS.
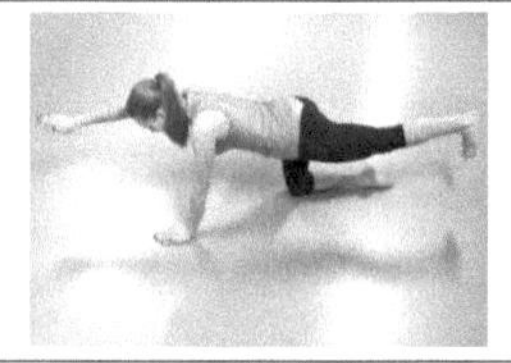	**BA**	Atme ein und hebe beim Ausatmen deinen rechten Arm waagrecht nach vorne hoch. Hebe gleichzeitig dein linkes Bein gestreckt waagrecht nach hinten hoch, Fuß flex. Komme wieder zurück in die AP und wiederhole die Übung gegengleich.
„Stelle dir vor, du schiebst vorne und hinten eine Wand weg."	**KA**	Ziehe beim Ausatmen deinen Nabel fest nach innen oben und halte den Kopf in Verlängerung der WS. Aktiviere dein Powerhouse. Arme nicht überstrecken.

Übungskarte Prepilates

18. Halbes Aufrollen

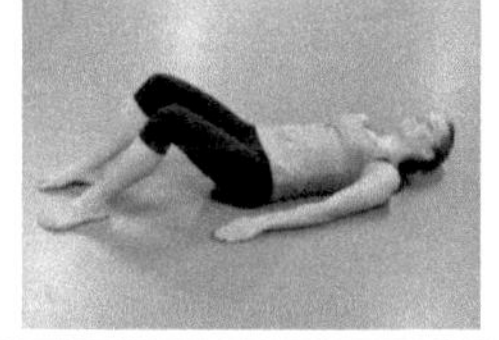	**AP**	Rückenlage, Füße sind hüftgelenksbreit aufgestellt. Die Arme liegen neben dem Körper.
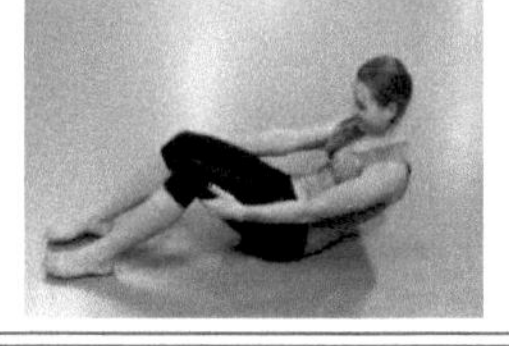	**BA**	Atme ein und bringe deine Arme gestreckt hinter deinen Kopf. Rolle dich beim Ausatmen Wirbel für Wirbel bis zu den Schulterblattspitzen auf. Bring deine Hände neben das Becken. Atme ein und rolle dich beim Ausatmen wieder zurück in die AP.
„Stelle dir vor, du löst deine Wirbelsäule wie eine Perlenkette vom Boden ab."	**KA**	Aktiviere dein Powerhouse und bringe beim Ausatmen deine Sitzbeinknochen zueinander. Ziehe deinen Nabel nach innen und oben, um deinen Beckenboden zu aktivieren.

11. Übungskarten für den PartnerInnencheck beim Stationen-Training

---

1. Wand
2. Stab
3. Reifen
4. Softball
5. Sitzball
6. Ball
7. Theraband
8. Ohne Gerät

1. Wand

Übungskarte Lifetime Pilates **Wand** Abrollen		
	AP	Stelle dich eine Fußlänge von der Wand entfernt auf und lehne dich aufrecht an sie an. Füße in hüftbreiter Stellung (eine Faust passt zwischen die Füße).
	BA	Beginne mit dem Abrollen, beim Ausatmen, indem du zuerst den Kopf senkst, dann die Schultern. Löse einen Wirbel nach dem anderen von der Wand ab, während du den Nabel nach innen höher ziehst. Das Kreuzbein bleibt fest an der Wand. Kreise mit den Armen dreimal nach außen, dann nach innen. Rolle dich Wirbel für Wirbel wieder auf.
„Stelle dir vor, deine Wirbelsäule ist wie ein Klebeband an der Wand befestigt und du löst Wirbel für Wirbel ab.“	**KA**	Arme und Kopf immer locker hängen lassen. Hals ist lang, Nabel nach innen oben ziehen. Atme beim Abrollen und beim Hochrollen immer kräftig durch den Mund aus. Während du kreist, fließend atmen.

2. Stab

Übungskarte Lifetime Pilates		
Stab Wirbelsäulenrotation		
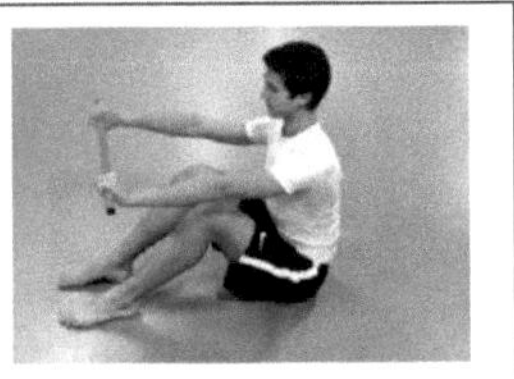	**AP**	Aufrechter Sitz auf den Sitzbeinhöckern, Beine leicht gebeugt und gegrätscht. Stab schulterbreit in den Händen, Arme waagrecht nach vorne gestreckt. Variation: Bei verkürzter Muskulatur der Oberschenkelrückseite auf zusammengerollter Matte erhöht sitzen.
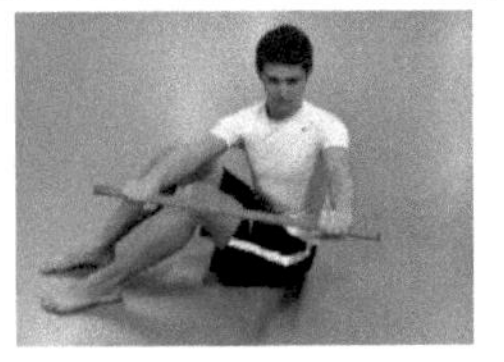	**BA**	Atme ein und richte dich auf. Drehe dich beim Ausatmen zur linken Seite und beim Einatmen wieder zurück zur AP. Wechsel auf die andere Seite. Halte mit deinen Fußsohlen den Kontakt zur Unterlage. (Großzehenballen, Kleinzehenballen und Mitte der Ferse).
„Stelle dir vor, auf deinen Hüftknochen sind zwei Scheinwerfer montiert, die immer nach vorne leuchten."	**KA**	Beobachte wie deine Wirbelsäule in der Drehung kürzer wird und sich beim Zurückdrehen wieder verlängert. Spüre deine schrägen Bauchmuskeln. Verankere beide Sitzbeinhöcker am Boden.

3. Reifen

<table>
<tr><td colspan="3">Übungskarte Lifetime Pilates
Reifen
Pumpen</td></tr>
<tr><td>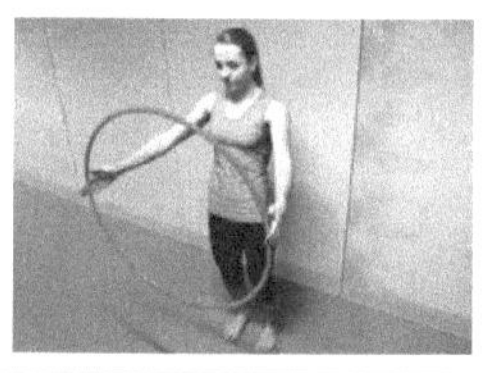</td><td>AP</td><td>Aufrechter Stand. Füße hüftbreit parallel, Knie leicht gebeugt. Halte den Reifen mit offenen Händen und gestreckten Armen senkrecht vor der Hüfte.</td></tr>
<tr><td>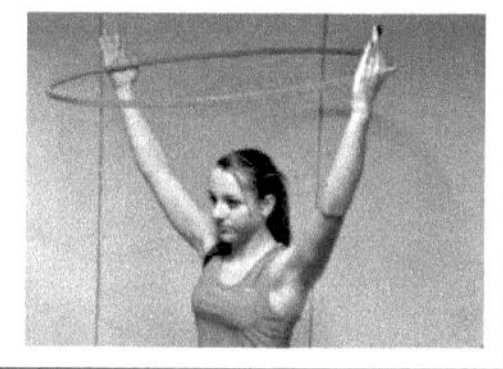</td><td>BA</td><td>Drücke den Reifen beim Ausatmen fest zusammen, beim Einatmen Druck wieder verringern. Führe ihn nach jedem Pumpen in vier Stufen nach oben bis über den Kopf. Anschließend wieder mit viermal Pumpen in die AP zurückführen.
Variation: Reifen hinter dem Körper halten und viermal pumpen.</td></tr>
<tr><td>„Stelle dir vor, ein unsichtbarer Faden zieht dich beim Einatmen am Scheitel zur Decke."</td><td>KA</td><td>Verändere deine Körperhaltung nicht, Oberkörper und Hüfte stabil halten, nicht nach hinten oder vorne kippen, Beine leicht gebeugt. Schulterblattspitzen zum Becken ziehen. Denke dich beim Einatmen immer wieder in die Länge.</td></tr>
</table>

4. Softball

<table>
<tr><td colspan="3">Übungskarte Lifetime Pilates
Softball
Beinkreisen – „Helikopter"</td></tr>
<tr><td>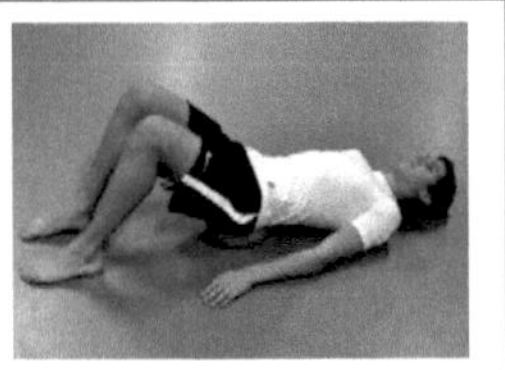</td><td>**AP**</td><td>Rückenlage, Füße hüftgelenksbreit aufgestellt, Ball unter dem Gesäß. Arme neben dem Körper.
Atme ein.</td></tr>
<tr><td>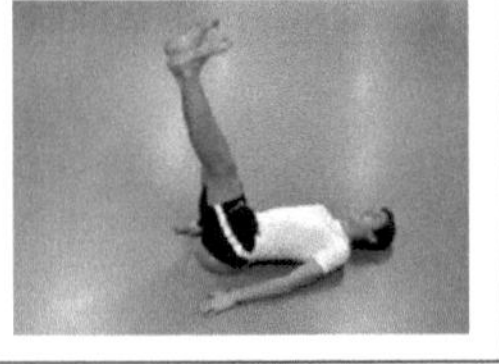</td><td>**BA**</td><td>Hebe deine Beine senkrecht hoch. Zeichne mit deinen Beinen kleine Kreise nach außen. Beine öffnen – einatmen, Beine schließen – ausatmen. Kreise anschließend nach innen. Versuche es auch gegengleich: re. Bein Innenkreis, li Bein Außenkreis.
Variation 1: Zehen point.
Variation 2: re. Fuß point, li. Fuß flex. und gegengleich.</td></tr>
<tr><td>**„Stelle dir vor, du zeichnest mit deinen Fersen (Zehenspitzen) kleine Kreise mit deiner Lieblingsfarbe an die Decke."**</td><td>**KA**</td><td>Übe mit Kontrolle und Konzentration. Ziehe deinen Nabel nach innen oben und deine Beine Richtung Decke. Halte deinen Oberkörper und dein Becken stabil. Powerhouse aktiv.</td></tr>
</table>

5. Sitzball

Übungskarte Lifetime Pilates

Sitzball

Beckenuhr

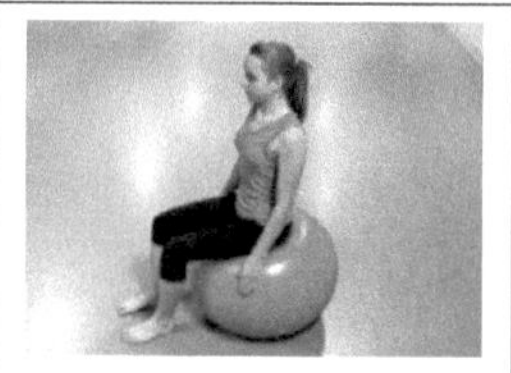	**AP**	Aufrechter Sitz auf dem Ball, mit den Händen seitlich leicht abstützen. Füße hüftgelenksbreit aufgestellt. Kopf in Verlängerung der Wirbelsäule.
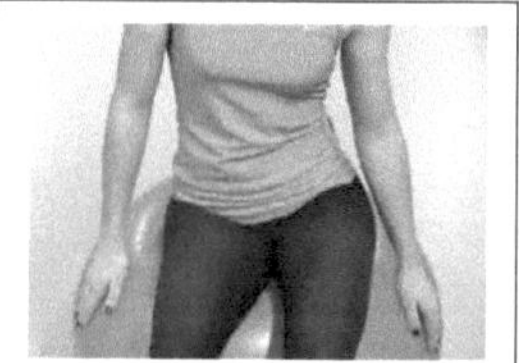	**BA**	Kippe dein Becken von 6 Uhr – einatmen – auf 12 Uhr –ausatmen. Dann von 3 Uhr auf 9 Uhr. Beginne mit deinem Becken im Uhrzeigersinn zu kreisen. Wechsle die Richtung.
„Stelle dir vor, auf deinem Bauch ist eine Uhr, der Nabel ist 12 Uhr, das Schambein ist 6 Uhr.“	**KA**	Entspanne deine Schultern, halte den Kopf in Verlängerung der Wirbelsäule und atme fließend.

6. Ball

Übungskarte Lifetime Pilates **Ball** Rollen mit dem Ball		
	AP	Sitze am Ende der Matte, Ball ist zwischen den Knien, Fußspitzen schweben über der Matte (Balance halten), Hände am Schienbein, Ellbogen seit.
	BA	Beim Einatmen bringe das Kinn zur Brust und rolle Wirbel für Wirbel zurück bis zu den Schulterblattspitzen (Hals bleibt frei), rolle beim Ausatmen Wirbel für Wirbel zurück in die AP.
„Stelle dir vor, du bist ein Ball."	**KA**	Spüre jeden einzelnen Wirbel, bleibe rund wie ein Ball, schaue auf den Bauchnabel, Schulterblattspitzen ziehen nach unten. Ohne Schwung arbeiten. Powerhouse aktiv.

7. Theraband

Übungskarte Lifetime Pilates **Theraband** Armkreisen		
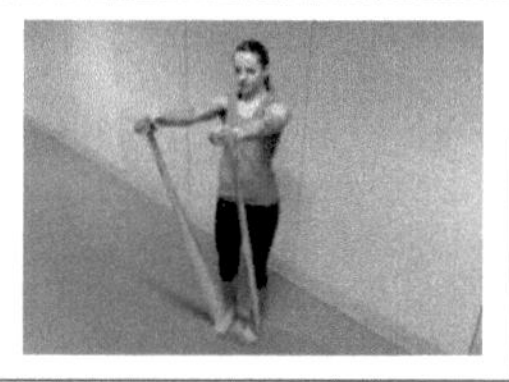	**AP**	Aufrechter Stand, steige mit den Füßen hüftgelenksbreit auf die Mitte des Therabands und wickle es um die rechte und linke Hand. Arme in Schulterhöhe vor dem Körper. Finger gestreckt, Handgelenk stabil.
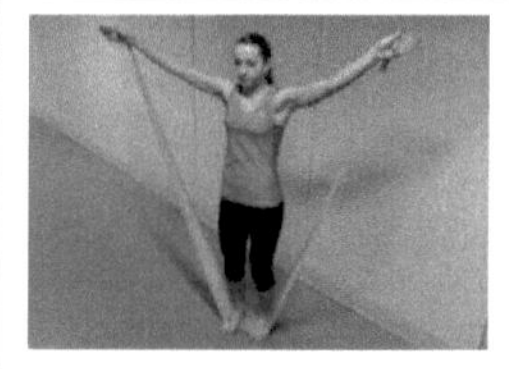	**BA**	Führe deine Arme zur Seite (du sollst sie aus dem Augenwinkel noch sehen) nach unten und wieder zurück in die Ausgangsposition. Kreise nach innen, dann in die andere Richtung. Fließende Bewegung.
„Stelle dir vor, du schneidest mit deinen Armen durch Vanilleeis und zeichnest je eine großes D.“	**KA**	Ziehe die Schulterblattspitzen nach unten. Powerhouse aktiv. Nabel nach innen oben ziehen. Rippenbögen geschlossen. Schicke dein Steißbein zu den Fersen. Knie leicht gebeugt.

8. Ohne Gerät

Übungskarte Lifetime Pilates **Ohne Gerät** Säge		
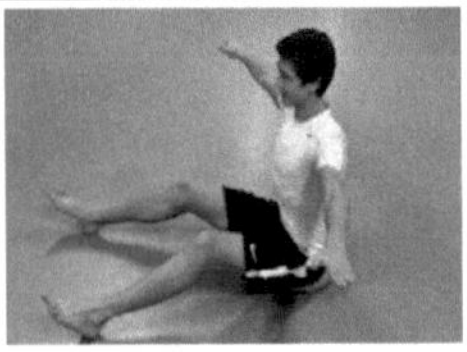	**AP**	Aufrechter Sitz, Beine gestreckt, schulterbreit geöffnet – bei verkürzter Muskulatur der Oberschenkelrückseite besser Beine gebeugt und erhöht sitzen (Matte zusammenrollen oder auf Sitzkissen) – Arme in Seithalte.
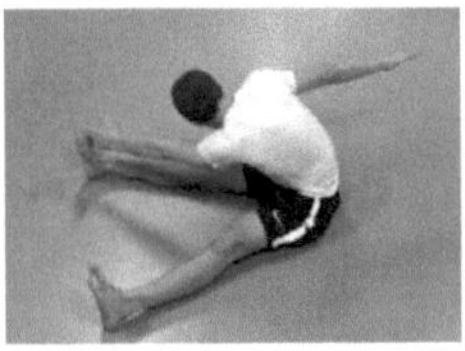	**BA**	Drehe dich beim Einatmen zur Seite, mit dem Ausatmen beuge dich diagonal nach vor und versuche mit dem kleinen Finger zur kleinen Zehe zu kommen. Beim Einatmen richte dich wieder auf und atme aus, wenn du zur Mitte zurückkommst. Wechsel auf die andere Seite.
„Stelle dir vor, du legst dich über einen Baumstamm, und ein breiter Gurt verankert deine Sitzknochen am Boden."	**KA**	Bleibe auf beiden Sitzbeinhöckern sitzen, ziehe beide Arme aus dem Schultergelenk heraus.

12. Übungskarten Wand und Kleingeräte

1. Wand
2. Stab
3. Reifen
4. Ball
5. Sitzball
6. Theraband
7. Ohne Gerät

Übungskarte Lifetime Pilates

Wand

Stand

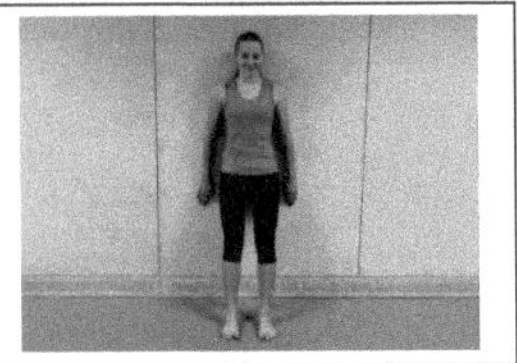	**AP**	Stelle dich einen kleinen Schritt weit von der Wand entfernt auf und lehne dich aufrecht an sie an. Füße parallel.
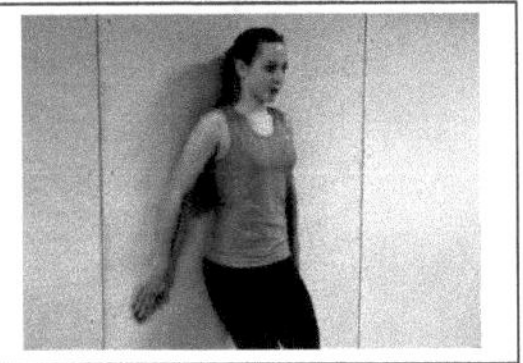	**BA**	**EA** und presse beim **AA** die Arme an die Wand, ohne die natürliche S-Form der Wirbelsäule zu verlieren.
„Stelle dir vor, du hast enge Jeans an und möchtest den Reißverschluss schließen.“	**KA**	Mache dich lang, Kinn im rechten Winkel zum Hals, ziehe die Schulterblattspitzen nach unten. Halte die Rippen geschlossen. Ziehe den Nabel nach innen oben.

Übungskarte Lifetime Pilates

Wand

Armkreisen

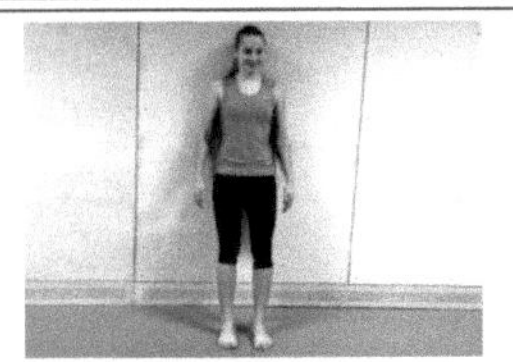	**AP**	Stelle dich einen Schritt weit von der Wand entfernt auf und lehne dich aufrecht an sie an. Arme hängen locker herab. Füße parallel.
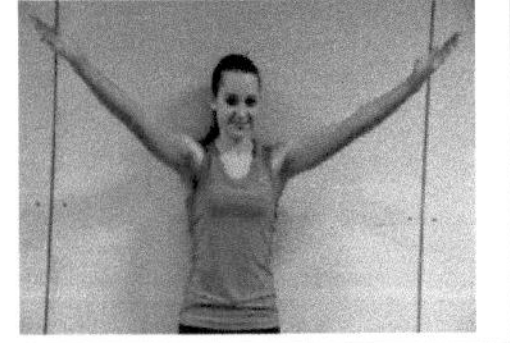	**BA**	Führe deine Arme nach vorne bis Schulterhöhe, zur Seite (du sollst sie aus dem Augenwinkel noch sehen) und wieder zurück in die Ausgangsposition. Kreise viermal nach innen, dann in die entgegengesetzte Richtung. Fließende Bewegung. **FA.**
„Stelle dir vor, du zeichnest mit deinen Fingerspitzen einen großen Halbkreis.“	**KA**	Halte mit den Schulterblättern und dem Kreuzbein Kontakt zur Wand. Verlängere deine Halswirbelsäule. Behalte die neutrale Wirbelsäule.

Übungskarte Lifetime Pilates

Wand

Abrollen

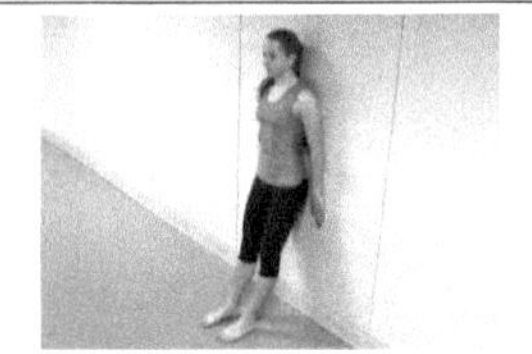	**AP**	Stelle dich eine Fußlänge weit von der Wand entfernt auf und lehne dich aufrecht an sie an. Füße parallel, hüftbreit.
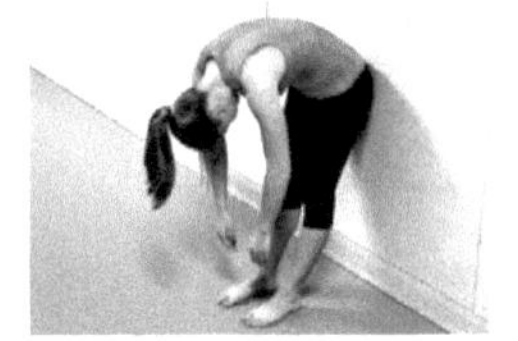	**BA**	**EA** und beginne beim **AA** mit dem Abrollen, indem du zuerst den Kopf senkst, dann die Schultern. Löse einen Wirbel nach dem anderen von der Wand ab, während du den Nabel nach innen höher ziehst. Das Kreuzbein bleibt an der Wand. **EA** wenn du tief bist und rolle dich mit dem **AA** wieder auf, indem du Wirbel für Wirbel an der Wand hochrollst.
„Stelle dir vor, deine Wirbelsäule ist eine Perlenkette, die du Perle für Perle auf- und abrollst.“	**KA**	Arme und Kopf locker hängen lassen, Hals ist lang, Nabel nach innen oben ziehen. Powerhouse aktiv.

Übungskarte Lifetime Pilates

Wand

Sessel

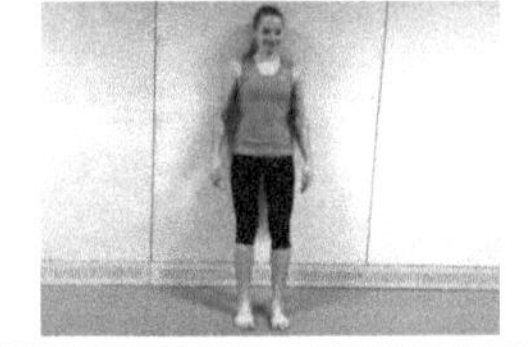	**AP**	Stelle deine Füße einen großen Schritt weit von der Wand entfernt, schulterbreit, parallel auf und lehne dich aufrecht an sie an. Beine leicht gebeugt, Zehen und Knie zeigen nach vorne oder leicht nach außen.
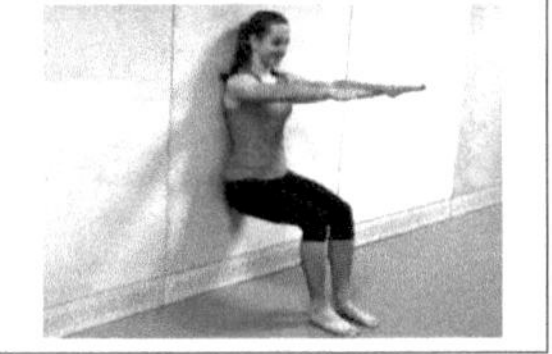	**BA**	**EA**, beuge beim **AA** langsam die Knie und hebe gleichzeitig deine Arme in Vorhalte (Oberschenkel bilden in der Hocke einen 90° Winkel). **EA** und bleibe drei bis fünf Sekunden in dieser Position. Gleite mit dem **AA** wieder nach oben, während du die Arme neben den Körper senkst.
„Stelle dir vor, du setzt dich auf einen Sessel, doch ein Seil zieht dich am Scheitel wieder nach oben zur Decke.“	**KA**	Behalte mit Schultern Kontakt an der Wand. Halte das Becken stabil, nicht kippen. Bringe deine Knie direkt über die zweite Zehe. Übe langsam und konzentriert. Powerhouse aktiv.

Übungskarte Lifetime Pilates

Stab

Tippen mit einem Bein

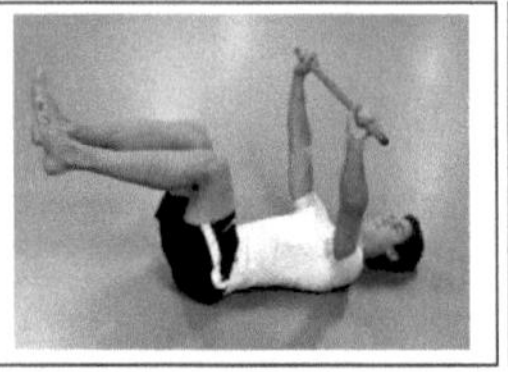	**AP**	Rückenlage, Beine 90° über der Hüfte, Stab schulterbreit in den Händen, Arme senkrecht gestreckt über der Brust.
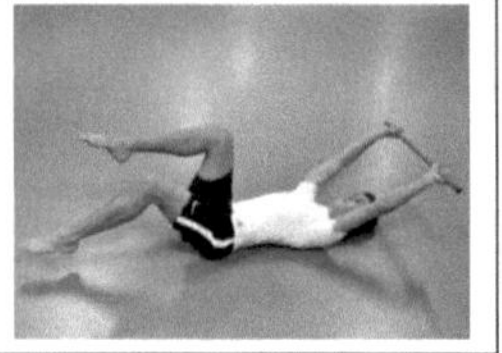	**BA**	**EA**, **AA** tippe mit dem rechten Bein zum Boden und führe gleichzeitig die Arme 45° nach hinten. Bringe das rechte Bein und die Arme wieder zurück in die AP. Wiederhole alles mit dem linken Bein.
„Stelle dir vor, du tippst mit deinem Fuß auf einen Blasbalg."	**KA**	Ziehe die Schulterblattspitzen zum Becken. Halte die natürliche Kurve der Lendenwirbelsäule bei. Sende dein Steißbein zu den Fersen.

Übungskarte Lifetime Pilates

Stab

Beindehnung

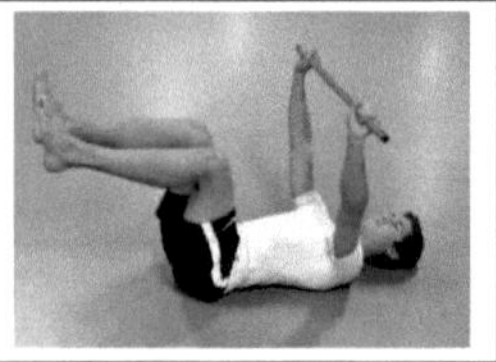	**AP**	Rückenlage, Beine 90° über der Hüfte, Stab schulterbreit in den Händen, Arme senkrecht gestreckt über der Brust.
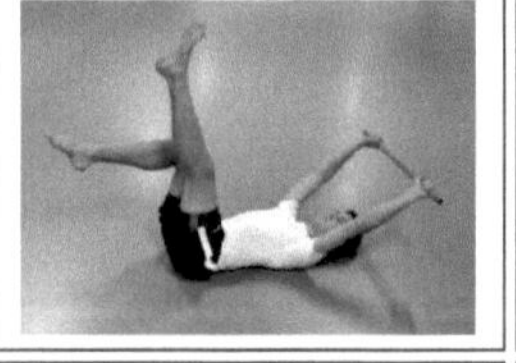	**BA**	**EA**, **AA** strecke das rechte Bein senkrecht hoch und bringe gleichzeitig den Stab mit gestreckten Armen nach hinten. Beuge das rechte Bein und strecke das linke Bein und bringe den Stab über das gebeugte rechte Bein zurück. **FA**
„Stelle dir vor, ein unsichtbarer Faden zieht dein Bein zur Decke nach oben."	**KA**	Nabel nach innen, oben und Schulterblattspitzen zum Becken ziehen, Hals ist lang. Ziehe dein Bein bei der Streckung aus der Hüfte raus. Behalte die natürliche Kurve der Lendenwirbelsäule.

Übungskarte Lifetime Pilates

Stab

Wirbelsäulenrotation

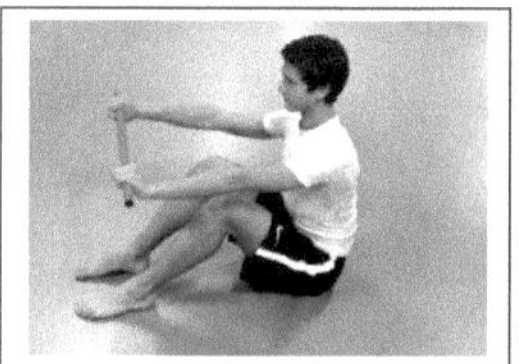	**AP**	Aufrechter Sitz auf den Sitzbeinhöckern, Beine leicht gebeugt und gegrätscht, Stab schulterbreit in den Händen, Arme waagrecht nach vorne gestreckt.
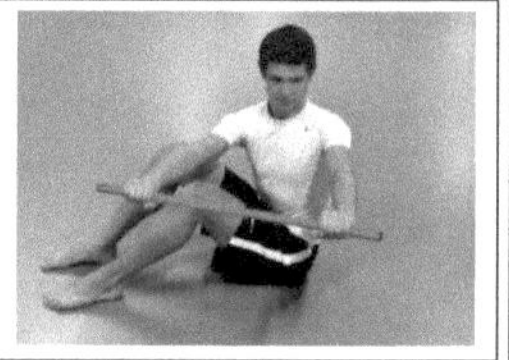	**BA**	**EA** und richte dich auf. Drehe dich beim **AA** zur linken Seite und beim **EA** wieder zurück zur AP. Wechsel auf die andere Seite.
„Stelle dir vor, auf deinen Hüftknochen sind zwei Scheinwerfer montiert, die immer nach vorne leuchten."	**KA**	Spüre deine Wirbelsäule, wie sie in der Drehung kürzer wird. Erlaube deinen Wirbelkörpern zu drehen, spüre deine schrägen Bauchmuskeln. Verankere beide Sitzbeinhöcker am Boden.

Übungskarte Lifetime Pilates

Stab

Flieger

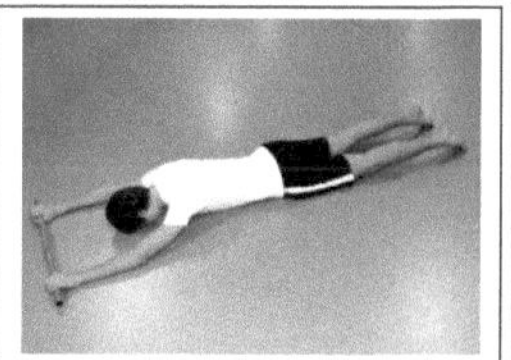	**AP**	Bauchlage, Arme gestreckt, Stab in beiden Händen. Beine hüftgelenksbreit am Boden.
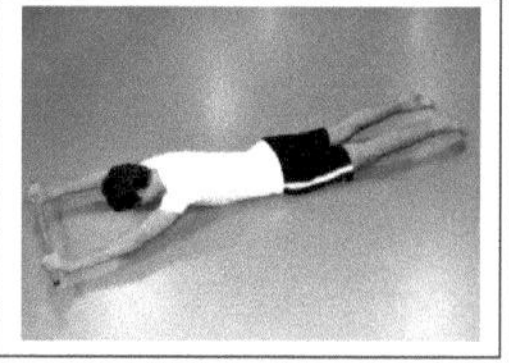	**BA**	**EA** zur Vorbereitung und hebe beim **AA** Arme und Beine 3 cm vom Boden ab. Aktiviere immer zuerst dein Powerhouse (Zentrierung).
„Stelle dir vor, du drückst vorne und hinten eine Wand weg."	**KA**	Spüre die Länge der Wirbelsäule, Schulterblattspitzen trotzdem zum Becken nach unten ziehen. Behalte das „Haus für die Maus" unter deinem Nabel (Nabel nach innen oben ziehen).

Übungskarte Lifetime Pilates

Reifen

Brusthöhe

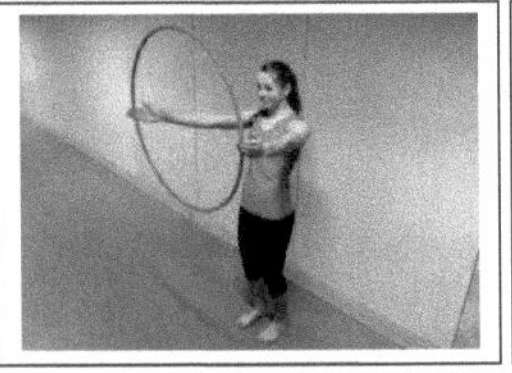	**AP**	Aufrechter Stand, Füße hüftbreit parallel, Knie leicht gebeugt. Reifen in Brusthöhe mit offenen Händen halten. Arme gestreckt.
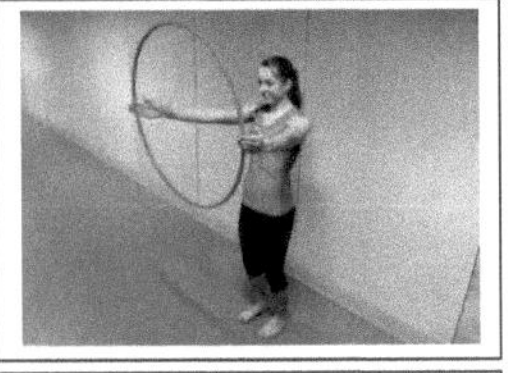	**BA**	Drücke beim **AA** den Reifen zusammen, nach 3 Sek. den Druck langsam und kontrolliert verringern. **EA**
„Stelle dir vor, du schließt beim Ausatmen eine Schiebetür unter deinem Brustbein“	**KA**	Lasse beim Zusammendrücken Hals und Schultern entspannt, Arme und Finger gestreckt, der Reifen liegt am Handballen. Stehe aufrecht und gerade mit neutraler WS.

Übungskarte Lifetime Pilates

Reifen

Über dem Kopf

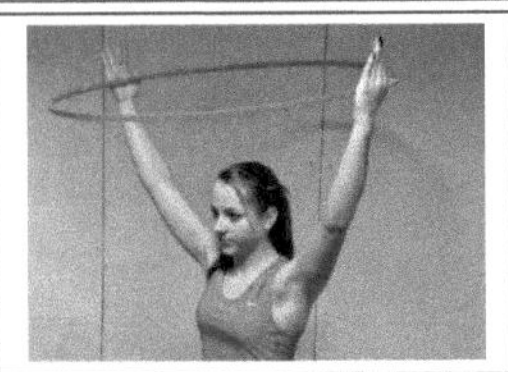	**AP**	Aufrechter Stand, Füße hüftbreit parallel, Knie leicht gebeugt. Halte den Reifen mit offenen Händen und gestreckten Armen über Kopf, sodass er noch in deinem Blickfeld ist.
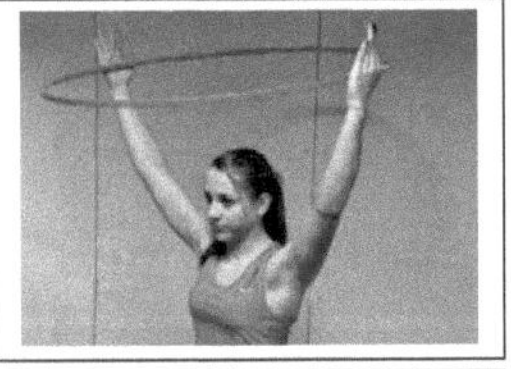	**BA**	Drücke den Reifen beim **AA** zusammen, nach 3 Sek. den Druck langsam und kontrolliert verringern. **EA** 3–5 Wiederholungen.
„Stelle dir vor, du steckst beim Ausatmen deine Schulterblätter in die hinteren Hosentaschen.“	**KA**	Schulterblattspitzen zum Becken ziehen, Finger gestreckt lassen, Nabel nach innen oben ziehen. Powerhouse aktivieren. Kopf in Verlängerung der WS.

Übungskarte Lifetime Pilates

Reifen

Hinter dem Rücken

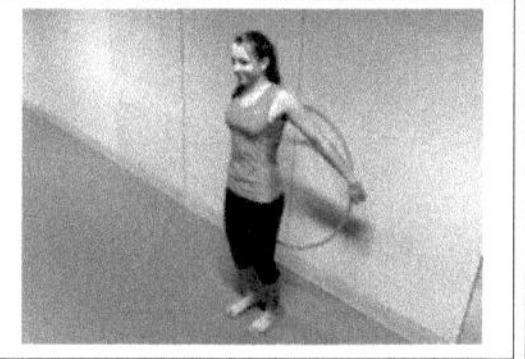	**AP**	Aufrechter Stand, Füße hüftbreit parallel, Knie leicht gebeugt. Reifen hinter dem Körper mit offenen Händen halten. Arme gestreckt.
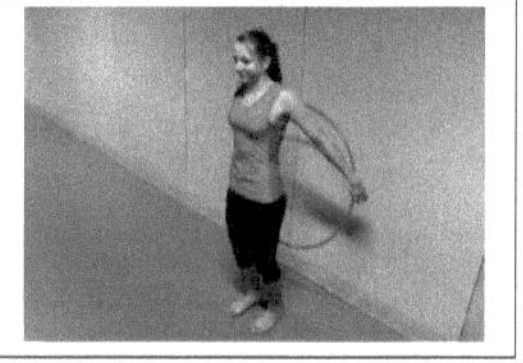	**BA**	Drücke den Reifen beim AA zusammen, nach 3 Sek. den Druck langsam und kontrolliert verringern. 3–5 Wh.
„Stelle dir vor, du schließt beim Ausatmen den Reißverschluss von engen Jeans.“	**KA**	Der Reifen soll deinen Körper nicht berühren, halte deinen Hals lang und entspannt, Schulterblattspitzen nach unten ziehen. Drücke den Reifen nicht mit deinen Händen, sondern mit

Übungskarte Lifetime Pilates

Reifen

Pumpen

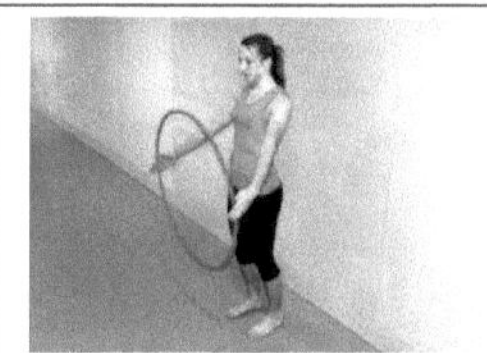	**AP**	Aufrechter Stand. Füße hüftbreit parallel, Knie leicht gebeugt. Reifen mit offenen Händen und gestreckten Armen vor der Hüfte.
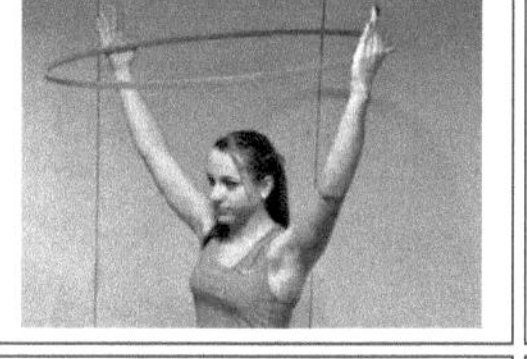	**BA**	Presse den Reifen in gleichmäßigem Rhythmus viermal beim AA, beim EA Druck wieder verringern. Hebe ihn dabei über Kopf nach oben. Danach wieder mit viermal pressen / loslassen in die AP zurückführen.
„Stelle dir vor, ein unsichtbarer Faden zieht dich beim Einatmen am Scheitel zur Decke.“	**KA**	Verändere deine Körperhaltung nicht, Oberkörper und Hüfte stabil halten, nicht nach hinten oder vorne kippen. Denke dich beim Einatmen immer wieder in die Länge.

Übungskarte Lifetime Pilates

Ball

Rollen mit dem Ball

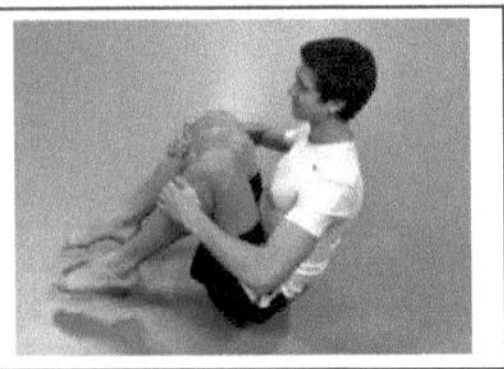	**AP**	Sitze am Ende der Matte, Ball ist zwischen den Knien, Fußspitzen schweben über der Matte (Balance halten), Hände am Schienbein, Ellbogen seit.
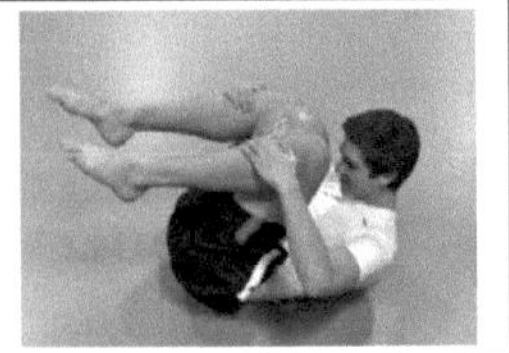	**BA**	Beim **EA** runde deine WS und rolle Wirbel für Wirbel zurück bis zu den Schulterblattspitzen (Hals bleibt frei) und rolle beim **AA** Wirbel für Wirbel zurück in die AP.
„Stelle dir vor, du bist in einer Seifenblase, die du nicht zerstören willst, wenn du rollst."	**KA**	Spüre jeden einzelnen Wirbel, bleibe rund wie ein Ball, schaue auf den Bauchnabel, Schulterblattspitzen ziehen nach unten. Ohne Schwung arbeiten. Powerhouse aktiv.

Übungskarte Lifetime Pilates

Ball

Balldrücken im Sitzen

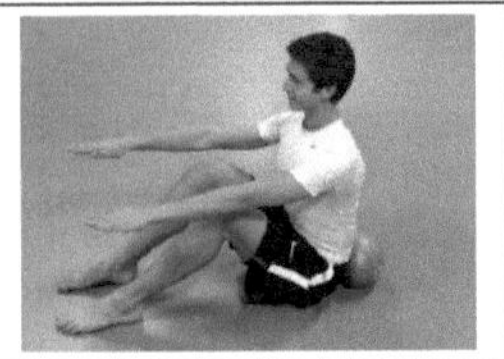	**AP**	Aufrechter Sitz auf den Sitzbeinhöckern, Füße hüftgelenksbreit aufgestellt, der Ball ist hinter dem Rücken.
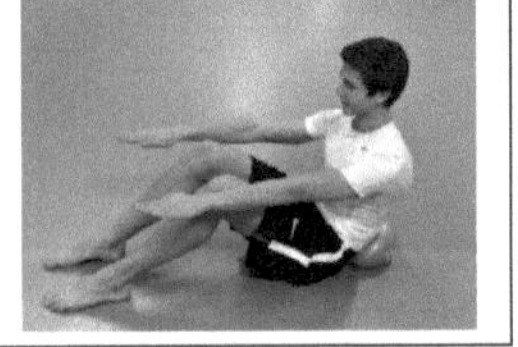	**BA**	**EA**, beim **AA** ziehe deinen Nabel nach innen oben zur Wirbelsäule und presse den unteren Rücken (=LWS) an den Ball. Lasse dabei deine Wirbelsäule lang.
„Stelle dir vor, du drückst mit deinen Armen beim Ausatmen eine Feder nach unten."	**KA**	Lasse dein Brustbein gehoben, bringe deine Sitzbeinhöcker zusammen. Kopf in Verlängerung der WS. Denke dich in die Länge.

Übungskarte Lifetime Pilates

Ball

Schwebesitz – „Teaser“

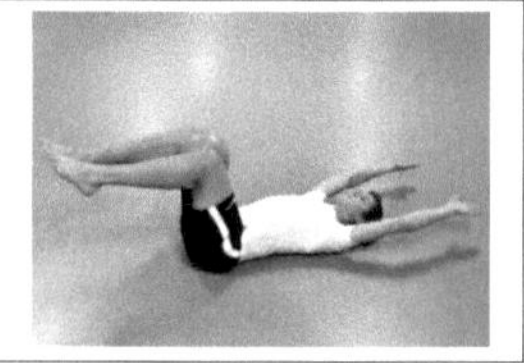	**AP**	Rückenlage, Hüfte und Beine 90° gebeugt, Ball zwischen den Knien, Arme gestreckt 45° hinter dem Kopf. **EA**
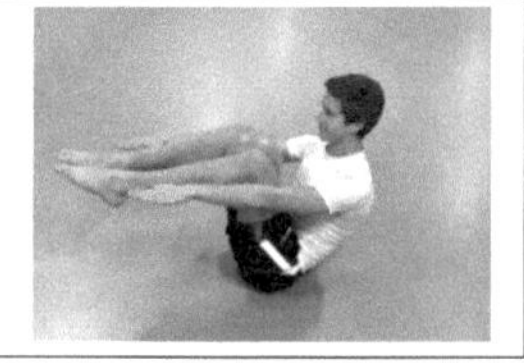	**BA**	Beim **AA** rolle Wirbel für Wirbel bis hinter die Sitzbeinhöcker auf. Halte Arme und Unterschenkel parallel zum Boden. **EA** und rolle dich beim **AA** Wirbel für Wirbel zurück in die AP.
„Stelle dir vor, deine Wirbelsäule ist eine Perlenkette, die du Perle für Perle auf- und abrollst.“	**KA**	Spüre jeden einzelnen Wirbel, schaue auf den Bauchnabel, Schulterblattspitzen ziehen nach unten. Ohne Schwung arbeiten. Powerhouse aktiv. Kontrolliere die Bewegung.

Übungskarte Lifetime Pilates

Ball

Brücke

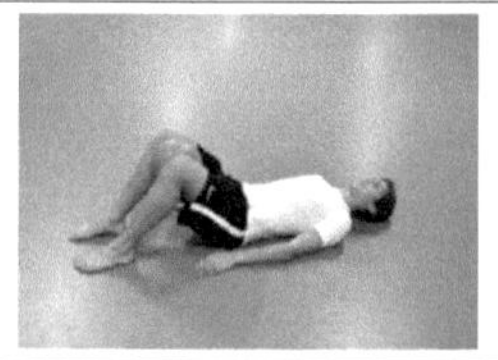	**AP**	Rückenlage, Füße hüftgelenksbreit aufgestellt, Ball zwischen den Knien. Arme neben dem Körper. Atme ein.
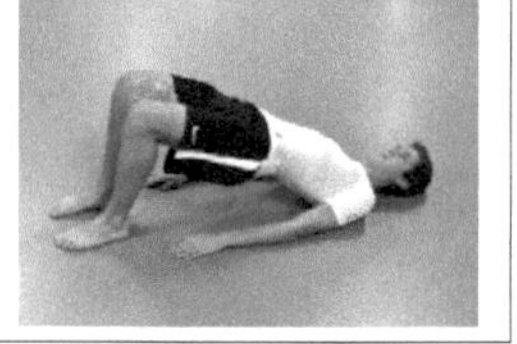	**BA**	Beim **AA** rolle Wirbel für Wirbel vom Steißbein auf bis in die Brücke. **EA** und rolle beim **AA** wieder Wirbel für Wirbel zurück in die Ausgangsposition.
„Stelle dir vor, dein Oberkörper ist wie ein Tisch, auf den man steigen kann.“	**KA**	Spüre jeden einzelnen Wirbel, schaue auf den Bauchnabel, Schulterblattspitzen ziehen nach unten. Powerhouse aktiv. Halte deine neutrale WS (Doppel- S). Drücke den Ball leicht zusammen.

Übungskarte Lifetime Pilates

Sitzball

Beckenuhr

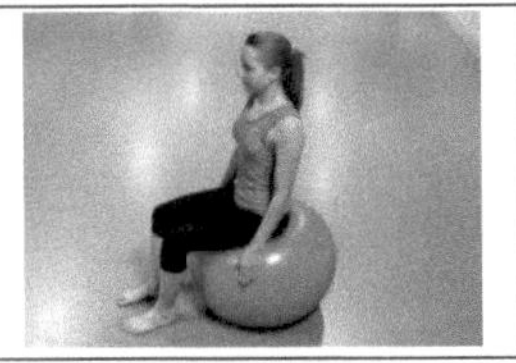	**AP**	Aufrechter Sitz auf dem Ball mit den Händen seitlich leicht abstützen. Füße hüftgelenksbreit aufgestellt. Kopf in Verlängerung der Wirbelsäule.
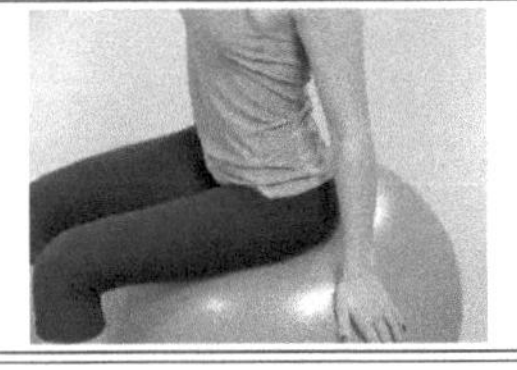	**BA**	Kippe das Becken nach vorne auf 12 Uhr – **EA** und zurück auf 6 Uhr – **AA** –3 Wh. Dann von 3 Uhr – re. auf 9 Uhr. – li. 3 Wh. Beginne mit deinem Becken im Uhrzeigersinn zu kreisen. Wechsle nach 3 Wh. die Richtung.
„Stelle dir vor, du sitzt auf einer großen Uhr. Die Füße stehen auf 12 Uhr, der Ball auf 6 Uhr.“	**KA**	Entspanne deine Schultern, halte den Kopf in Verlängerung der Wirbelsäule und atme fließend.

Übungskarte Lifetime Pilates

Sitzball

Schulterblattplatzierung

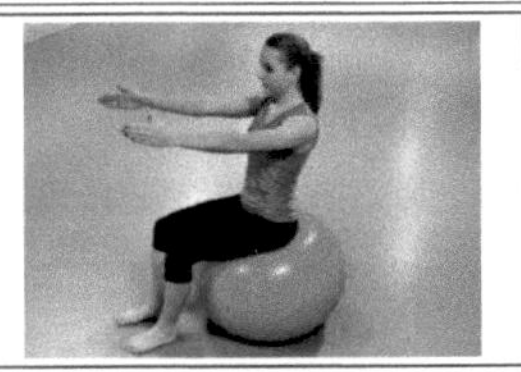	**AP**	Aufrechter Sitz auf dem Ball. Füße hüftgelenksbreit aufgestellt. Bringe deine Arme waagrecht parallel nach vor. Handflächen zeigen zueinander.
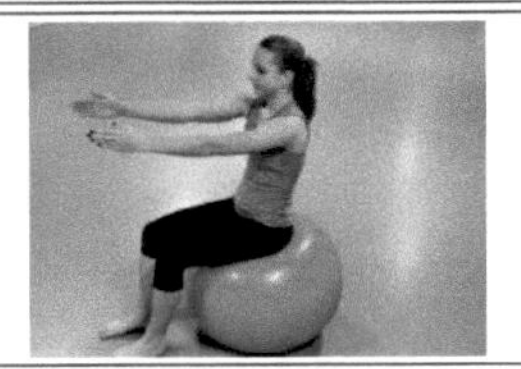	**BA**	Ziehe beim **EA** deine Fingerspitzen nach vor, deine Schulterblätter entfernen sich von der Wirbelsäule. Beim **AA** wieder zurück zur Ausgangsposition (AP). Schulterblattspitzen zum Becken ziehen.
„Stelle dir vor, ein Seil zieht an deinen Fingerspitzen nach vorne.“	**KA**	Der Hals bleibt lang. Powerhouse aktiv. Nabel nach innen oben ziehen, dabei die Wirbelsäule lang machen.

Übungskarte Lifetime Pilates

Sitzball

„Brücke auf dem Ball“

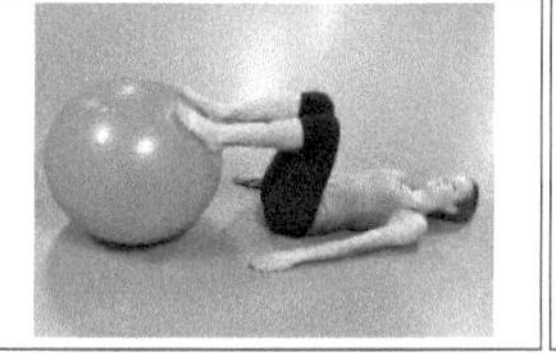	**AP**	Rückenlage, Arme liegen neben dem Körper. Beine im 90° Winkel gebeugt. Stelle beide Füße auf den Ball.
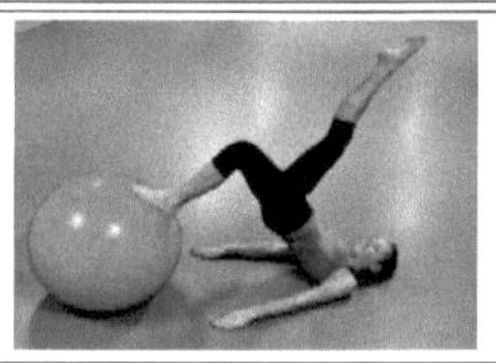	**BA**	**EA** und rolle dich beim **AA** Wirbel für Wirbel vom Steißbein hoch in die Brücke. Beckenmuskel und Gesäßmuskel anspannen. Strecke beim **EA** das li. Bein senkrecht hoch (Fuß point), senke es beim **AA** waagrecht vor (Fuß flex) und bringe es mit dem **EA** zurück auf den Ball. Wh. mit dem re. Bein
„Stelle dir vor, dein Bein ist ein Pfeil, den du zur Decke abschießt.“	**KA**	Spüre jeden Wirbel beim Auf- und Abrollen. Gewicht ruht zwischen den Schulterblättern. Hals bleibt frei und lang. Halte die Rippen geschlossen. Ziehe den Nabel nach innen oben.

Übungskarte Lifetime Pilates

Sitzball

„Jack Rabbit“

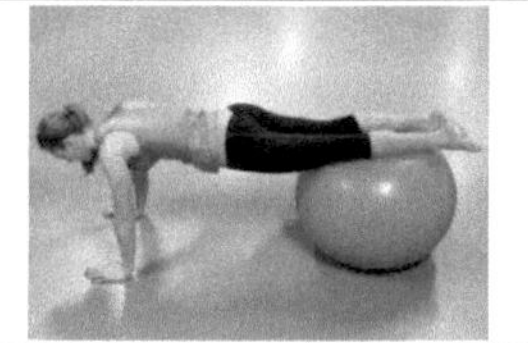	**AP**	Liegestütz am Boden. Arme leicht gebeugt und senkrecht unter den Schultern. Knie in der Mitte des Balls.
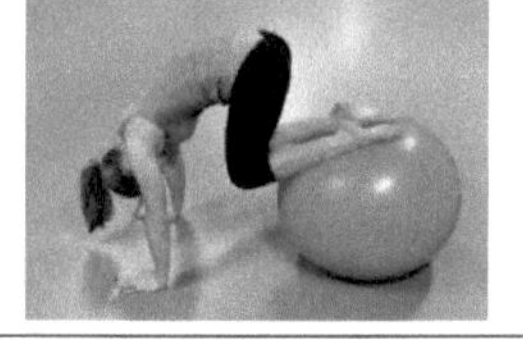	**BA**	**EA** bringe mit dem **AA** deine Knie zur Brust. **EA**. Komme mit dem **AA** zurück in die Liegestützposition. Ziehe den Nabel nach innen oben. Halte deinen Kopf in Verlängerung der Wirbelsäule.
„Stelle dir vor, ein unsichtbarer Faden zieht dein Becken zur Decke nach oben.“	**KA**	Mache dich lang, Kinn im rechten Winkel zum Hals, ziehe die Schulterblattspitzen nach unten. Halte die Rippen geschlossen. Powerhouse aktiv.

Übungskarte Lifetime Pilates

Theraband

„100“

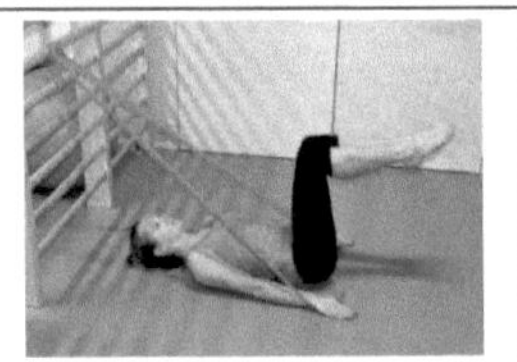	**AP**	Rückenlage auf der Matte, das Theraband an der Sprossenwand / Türschnalle befestigen, Knie 90° über der Hüfte, Arme neben dem Körper, Band über rechte und linke Hand wickeln und nur mit Daumen festhalten.
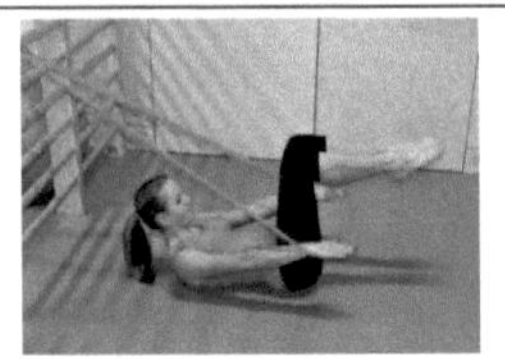	**BA**	**EA** und rolle dich beim **AA** bis zu den Schulterblattspitzen auf. Beginne mit den Armen kräftig zu pumpen (auf- und abschlagen) und atme dabei fünfmal durch die Nase ein und fünfmal durch den Mund aus.
„Stelle dir vor, du liegst im seichten Wasser und schlägst mit den gestreckten Armen auf die Wasseroberfläche.“	**KA**	Arme lang und gestreckt, Schulterblätter ziehen zum Becken, Hals bleibt lang, halte Oberkörper und Handgelenke stabil, die Bewegung geht von der Rückseite der Arme aus.

Übungskarte Lifetime Pilates

Theraband

Brücke

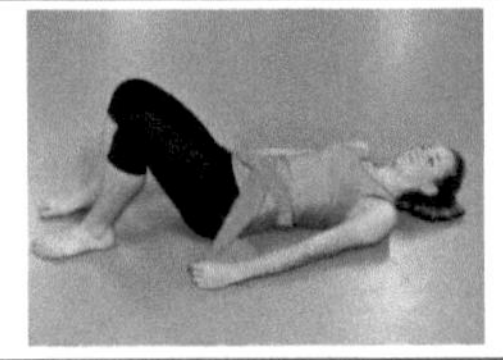	**AP**	Rückenlage, Füße hüftgelenksbreit aufgestellt. Wickle das Theraband über deine Hüfte (beginne von hinten, kreuze über dem Nabel und halte die Enden des Bandes mit deinen Händen). Arme gestreckt neben dem Körper.
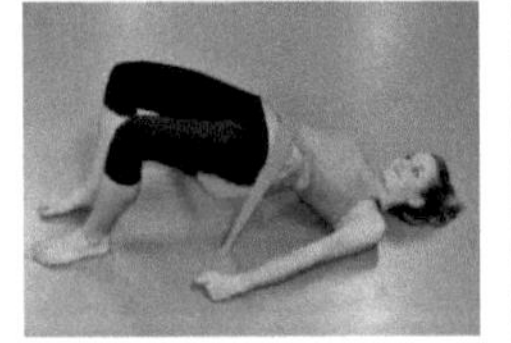	**BA**	**EA**, mit dem **AA** rolle vom Steißbein ausgehend Wirbel für Wirbel auf, bis das Gewicht zwischen den Schulterblättern liegt. **EA** und spanne deinen Gesäßmuskel an. Entspanne ihn wieder und rolle mit aktiviertem Powerhouse beim **AA** Wirbel für Wirbel zurück in die AP.
„Stelle dir vor, deine Wirbelsäule ist eine Perlenkette, die du Perle für Perle aufrollst.“	**KA**	Gewicht auf Schultergürtel. Hals bleibt frei. Ziehe mit den Fingerspitzen zu den Fersen. Schultern weg von den Ohren.

Übungskarte Lifetime Pilates

Theraband

Armkreisen

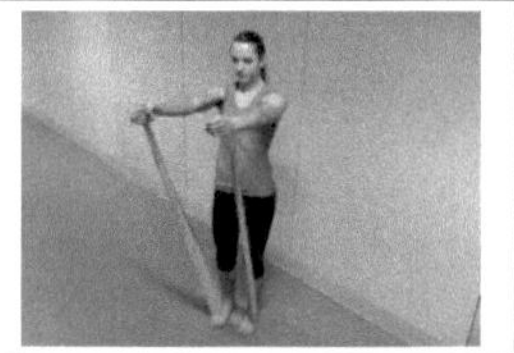	**AP**	Aufrechter Stand, steige mit den Füßen hüftgelenksbreit auf die Mitte des Therabands und wickle es um die rechte und linke Hand. Arme in Schulterhöhe vor dem Körper.
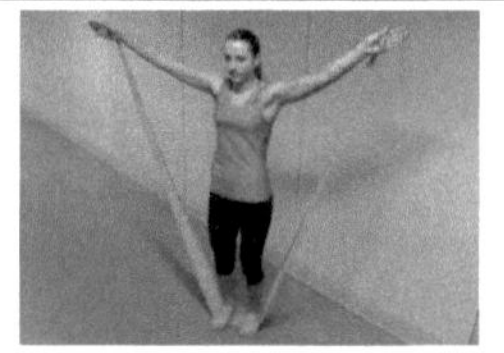	**BA**	Führe deine Arme zur Seite (du sollst sie aus dem Augenwinkel noch sehen) nach unten und wieder zurück in die Ausgangsposition. Kreise viermal nach innen, dann in die andere Richtung. Fließende Bewegung und **FA.**
„Stelle dir vor, du beschreibst mit deinen Fingerspitzen je ein großes D.“	**KA**	Ziehe die Schulterblattspitzen nach unten. Powerhouse aktiv. Nabel nach innen oben ziehen. Rippenbögen geschlossen. Schicke dein Steißbein zu den Fersen. Knie leicht gebeugt.

Übungskarte Lifetime Pilates

Theraband

Jack Rabbit

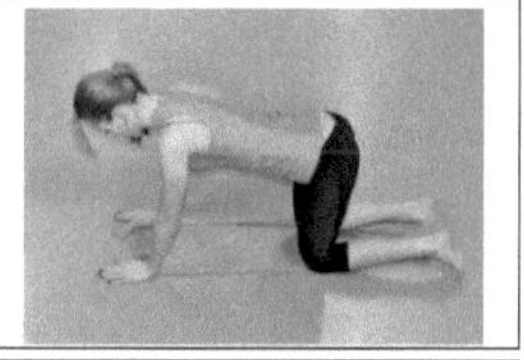	**AP**	Hüftbreite Bankstellung. Das Band in beiden Händen halten, dann über den rechten Fuß legen. Das linke Knie fixiert das Band am Boden. Hände senkrecht unter den Schultern, Gewicht ist eher außen beim Kleinfingerballen. Knie senkrecht unter der Hüfte. **EA.**
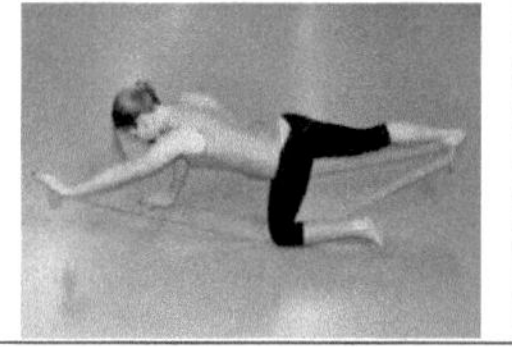	**BA**	Strecke beim **AA** dein rechtes Bein waagrecht nach hinten und hebe gleichzeitig deinen linken Arm gestreckt waagrecht nach vor. Beuge beim **EA** dein rechtes Bein und deinen linken Arm und bringe Ellbogen und Knie unter deinem Körper zusammen (Katze). Strecke Arm und Bein beim **AA.** Wh. gegengleich.
„Stelle dir vor, du drückst mit deinen Fingerspitzen und deinem Fuß vorne und hinten eine Wand weg.“	**KA**	Halte die Wirbelsäule in der neutralen Stellung gerade. Kopf in Verlängerung der WS, ziehe das Bein aus dem Hüftgelenk heraus, Powerhouse aktiv. Arm und Bein bilden eine Linie.

Übungskarte Lifetime Pilates

Ohne Gerät

Säge

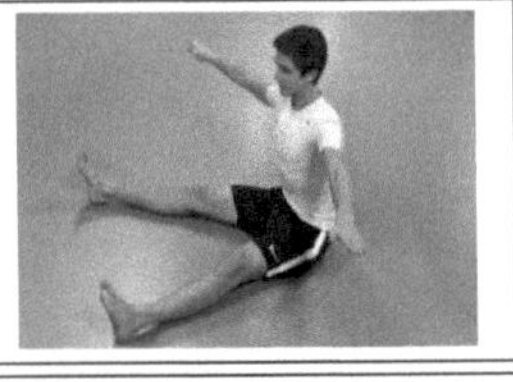	**AP**	Aufrechter Sitz, Beine gestreckt und schulterbreit geöffnet – bei verkürzter Muskulatur der Oberschenkelrückseite besser gebeugt und auf erhöhter Unterlage sitzen (z.B. zusammengerollte Matte). Arme in Seithalte.
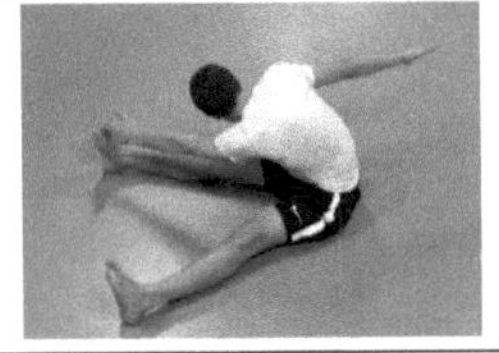	**BA**	Rotiere beim **EA** nach re. Beuge dich mit dem **AA** diagonal nach vor und versuche, mit dem kleinen Finger die kleine Zehe zu berühren. Blicke auf dein Knie. Beim **EA** richte dich wieder auf und **AA**, wenn du zur Mitte zurückkommst. Wechsel auf die andere Seite. Wh. gegengleich.
„Stelle dir vor, du legst dich über einen großen Baumstamm."	**KA**	Verankere beide Sitzbeinhöcker am Boden, ziehe beide Arme aus dem Schultergelenk heraus.

Übungskarte Lifetime Pilates

Ohne Gerät

Seitlagenserie

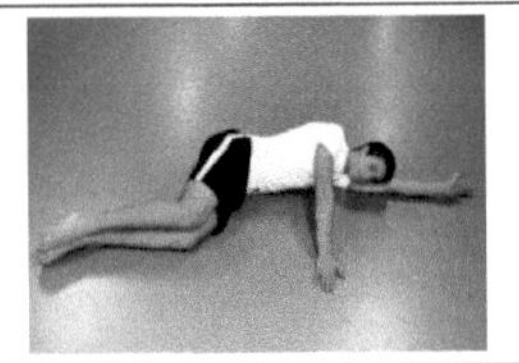	**AP**	Seitlage, Hüfte und Beine leicht gebeugt, Hüftknochen übereinander, Kopf liegt auf dem unteren Arm, der obere Arm ist vor dem Körper aufgestützt.
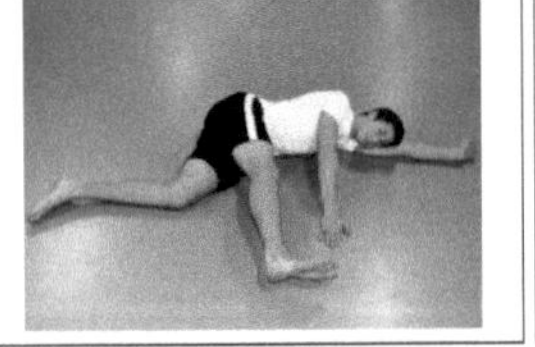	**BA**	Übung 1: Kicken – *siehe Bild **EA** vor, **AA** zurück. Übung 2: Kreisen im und gegen den Uhrzeigersinn. **FA** Übung 3: Radfahren vorwärts und rückwärts. **FA** Übung 4: Knie zu Knie, Zehe zu Zehe – Muschel. **FA** (Üb. 1+2 mit gestrecktem oberen Bein)
„Stelle dir vor, du liegst mit deinem Oberkörper zwischen zwei Glasscheiben."	**KA**	Powerhouse aktiv. Erlaube deinen Schultern sanft nach unten zu gleiten. Halte deinen Oberkörper stabil.

Übungskarte Lifetime Pilates

Ohne Gerät

Bankstellung

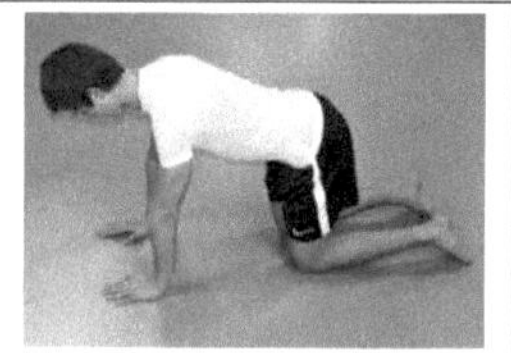	**AP**	Hüftbreite Bankstellung. Die Arme sind leicht gebeugt senkrecht zum Boden. Die Hüfte ist senkrecht über deinen Knien. Die Füße sind aufgestellt. Atme ein.
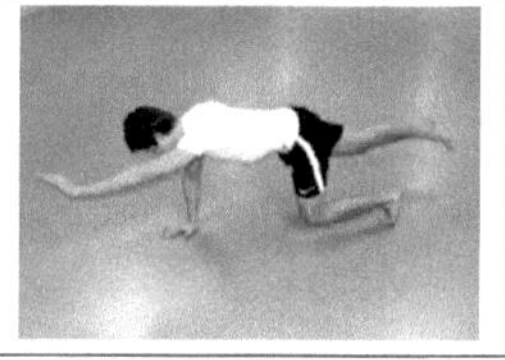	**BA**	Hebe beim **AA** deine Knie 5 cm vom Boden ab. Hebe den rechten Arm und gleichzeitig das linke Bein, bringe Ellbogen und Knie unter deinem Körper zusammen, und strecke sie wieder beim **AA.** Wechsle anschließend die Seiten. **FA.** Variation: re. Arm und re. Bein. Li. Arm und li. Bein.
„Stelle dir vor, du kniest auf einem weichen Kissen."	**KA**	Halte die Verbindung zwischen Kopf und Steißbein. Kopf in Verlängerung der Wirbelsäule, stütze dich schulterbreit im rechten Winkel zum Oberkörper auf, Gewicht eher außen. Powerhouse aktiv.

Übungskarte Lifetime Pilates

Ohne Gerät

Pilates-Liegestütz

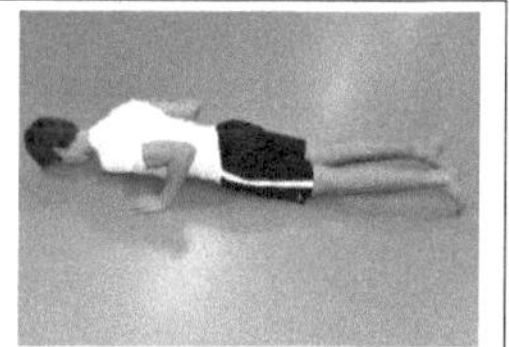	**AP**	Aufrechter Stand, Füße sind hüftgelenksbreit aufgestellt und leicht gebeugt. **EA.** **AA** rolle Wirbel für Wirbel nach vorne ab, bis die Hände den Boden berühren. **EA** Wandere vier Schritte nach vor in den Liegestütz. * Bild 1 Pilatesliegestütz * *Bild 2
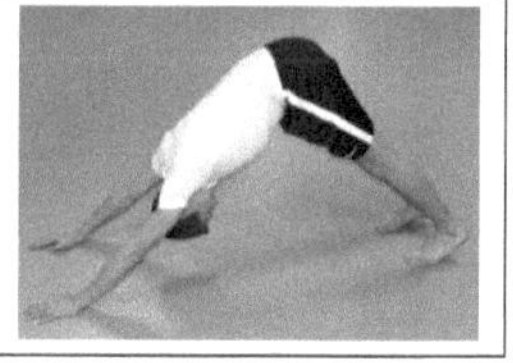	**BA**	**AA** Pause. Beuge beim **EA** die Ellbogen zur Taille.* Schiebe mit dem **AA** dein Gesäß zur Decke, strecke die Beine und ziehe die Fersen zum Boden**. Wandere mit den Händen wieder zurück, **EA** und rolle beim **AA** Wirbel für Wirbel wieder zurück in die AP.
„Stelle dir vor, dein Rücken ist im Liegestütz ein Brett, auf dem jemand stehen kann."	**KA**	Lasse deine Fersen so lange wie möglich am Boden, die Hände sind im Liegestütz direkt unter den Schultern. Schulterblattspitzen zum Becken ziehen. Hals bleibt lang. Powerhouse aktiv.

13. Übungskarten LTP-Zirkel

---

1. **Armkreisen** – *Theraband*
2. **Jack Rabbit**
3. **„100“ –** ***Sprossenwand,*** *Theraband*
4. **Brücke –** ***Softball,*** *Theraband*
5. **Pilates-Liegestütz**
6. **Radfahren** – *Softball*
7. **„Teaser“** – *Softball*
8. **Rollen mit dem Ball** – *Softball*
9. **Kniestand auf dem Ball** – *Sitzball*
10. **Jack Rabbit 1** – *Sitzball*
11. **Jack Rabbit 2** – *Sitzball*
12. **Brücke** – *Sitzball*
13. **Beckenuhr** – *Sitzball*
14. **Schulterblattplatzierung** – *Sitzball*
15. **Sessel** – *Wand*
16. **Pilates-Liegestütz**

LTP-Zirkel 1

Armkreisen – *Theraband*

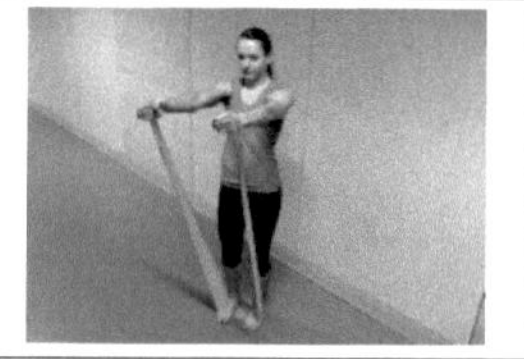	AP	**Aufrechter Stand**, steige mit den Füßen hüftgelenksbreit auf die Mitte des Therabands und wickle es um die rechte und linke Hand. **Arme in Schulterhöhe** vor dem Körper. **EA**
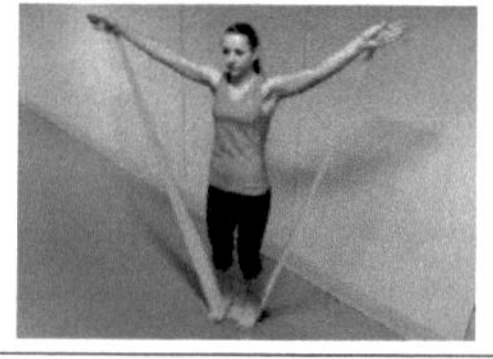	BA	**AA**: Führe deine **Arme zur Seite** (du sollst sie aus dem Augenwinkel noch sehen) nach **unten** und **oben**. Komme, wenn die Arme oben sind, in den Ballenstand. **EA:** Halten. Fließende Bewegung.
„Stelle dir vor, du springst am großen Trampolin bis zur Decke."	KA	Ziehe die Schulterblattspitzen nach unten. Powerhouse aktiv. Nabel nach innen oben ziehen. Rippenbögen geschlossen. Schicke dein Steißbein zu den Fersen.

LTP-Zirkel 2

Jack Rabbit

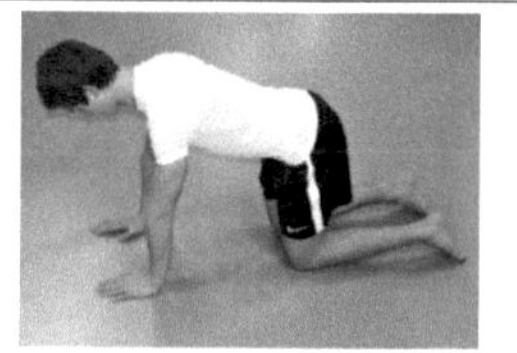	AP	**Hüftbreite Bankstellung**. Arme senkrecht, leicht gebeugt, Finger gespreizt, Gewicht ist eher außen beim Kleinfingerballen. **EA:** **AA: Hebe deine Knie 5 cm vom Boden ab.**
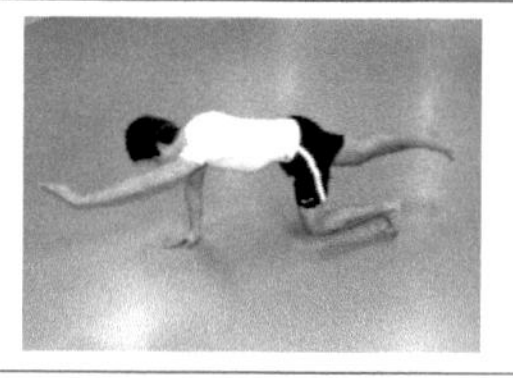	BA	**AA: Strecke dein rechtes Bein** waagrecht nach hinten und hebe gleichzeitig **deinen linken Arm** gestreckt waagrecht nach vor. Arm und Bein bilden eine Linie. Fuß flex. **EA: Beuge dein rechtes Bein und deinen linken Arm** und bringe Ellbogen und Knie unter deinem Körper zusammen. **AA:** wieder strecken, Fuß point.
„Stelle dir vor, du drückst mit deinen Fingerspitzen und deinem Fuß vorne und hinten eine Wand weg."	KA	Halte die Wirbelsäule in der neutralen Stellung gerade. Kopf in Verlängerung der WS, ziehe das Bein aus dem Hüftgelenk heraus, Powerhouse aktiv.

LTP-Zirkel 3

„100“ – Sprossenwand, Theraband

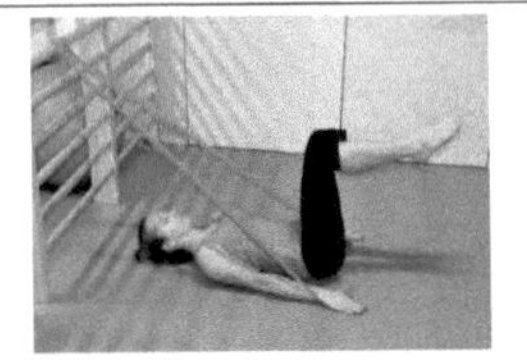	AP	**Rückenlage**, Theraband an der Sprossenwand hüfthoch durchziehen und mit rechter und linker Hand halten, **Knie 90° über der Hüfte**, Arme gestreckt neben dem Körper. **EA** Variation: Beine gestreckt, 45°
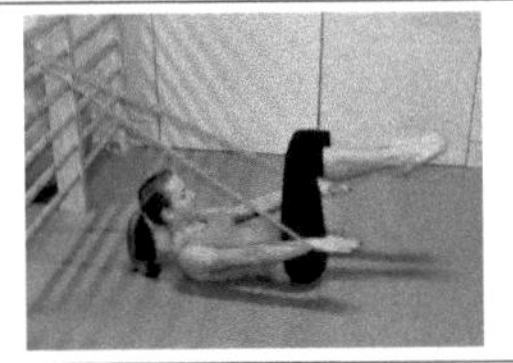	BA	**AA: Rolle dich bis zu den Schulterblattspitzen auf.** Kräftig mit den gestreckten **Armen pumpen** (auf- und abschlagen), und atme bei fünf Schlägen durch die Nase ein und bei fünf durch den Mund aus.
„Stelle dir vor, du liegst im seichten Wasser und schlägst mit den gestreckten Armen auf die Wasseroberfläche.“	KA	Arme lang und gestreckt, Schulterblätter ziehen zum Becken, Hals bleibt lang, Oberkörper bleibt ruhig, halte das Handgelenk stabil, die Bewegung geht von der Rückseite der Arme aus.

LTP-Zirkel 4

Brücke – *Softball, Theraband*

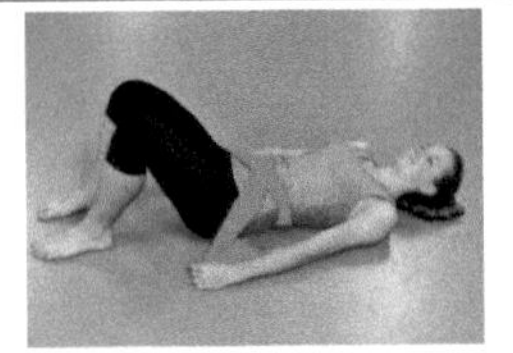	AP	**Rückenlage,** stelle deine Fersen auf den Ball. Wickle das Theraband um deine Hüfte (beginne von hinten, kreuze über dem Nabel und halte die Enden des Bandes mit deinen Händen). Arme gestreckt neben dem Körper. **EA**
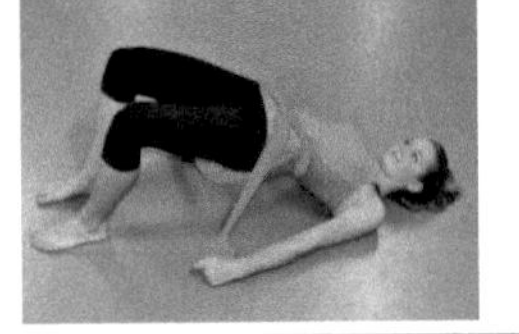	BA	**AA: Rolle** vom Steißbein ausgehend Wirbel für Wirbel **auf**, bis das Gewicht zwischen den Schulterblättern liegt. **EA: Halten.** Spanne deine Gesäßmuskel und lass sie wieder locker. **AA:** Rolle mit aktiviertem Powerhouse Wirbel für Wirbel **zurück in die AP**.
„Stelle dir vor, deine Wirbelsäule ist eine Perlenkette, die du Perle für Perle aufrollst.“	KA	Arbeite mit Kontrolle und Präzision, keine Überstreckung. Hals bleibt frei. Ziehe mit den Fingerspitzen zu den Fersen. Schultern weg von den Ohren.

LTP-Zirkel 5

Pilates-Liegestütz

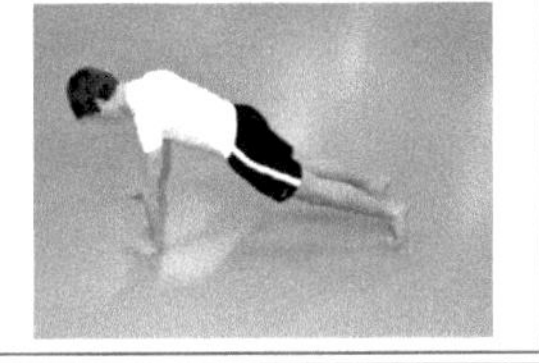	AP	**Liegestütz**, Arme gestreckt senkrecht unter den Schultern, Finger gespreizt, Gewicht eher außen beim Kleinfingerballen. Beine gestreckt, hüftgelenksbreit geöffnet.
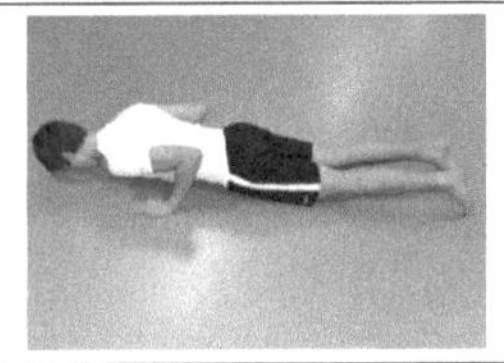	BA	**EA: Beuge deine Arme**, indem du deine **Ellbogen Richtung Taille** schiebst und den Oberkörper nach vor, Kopf in Verlängerung der Wirbelsäule. **AA:** komme **zurück in die AP.** Variante: Knie am Boden – „Damenliegestütz“
„Stelle dir vor, dein Rücken ist im Liegestütz ein Brett, auf dem jemand stehen kann.“	KA	Ziehe deine Schulterblattspitzen zum Becken. Hals bleibt lang. Powerhouse aktiv.

LTP-Zirkel 6

Radfahren – *Softball*

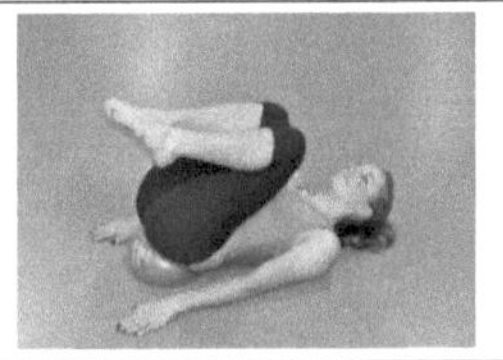	AP	**Rückenlage,** beide Beine gebeugt, **Knie zur Brust. Ball unter dem Kreuzbein**. Arme neben dem Körper. Powerhouse aktiv. **EA**
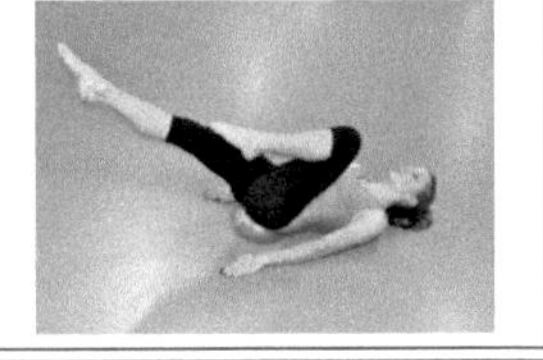	BA	**AA:** Strecke das rechte Bein und beginne mit dem **Radfahren.** Ziehe das gestreckte Bein aus dem Hüftgelenk heraus. Nach sechs Wiederholungen fahre in die andere Richtung. **FA.**
„Stelle dir vor, du fährst einen steilen Berg hinauf.“	KA	Übe mit Präzision und Kontrolle. Lasse Dein Steißbein fallen. Powerhouse aktiv. Denke dich in die Länge. Kiefer locker, lächle ☺.

LTP-Zirkel 7

„Teaser" – *Softball*

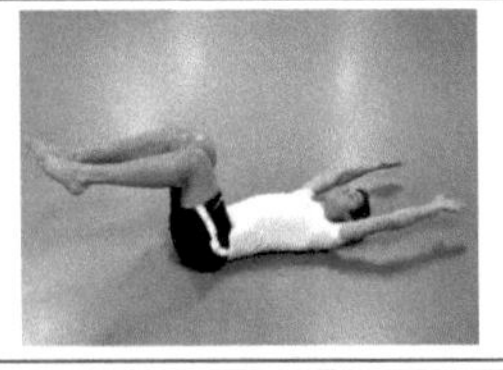	AP	**Rückenlage**. Hüfte und Beine 90° Winkel, **Ball zwischen den Knien**. Arme gestreckt 45° über dem Kopf. **EA**
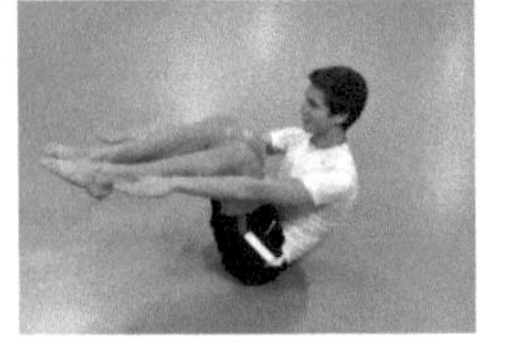	BA	**AA: Rolle** dich bis hinter die Sitzbeinhöcker **auf** und bringe die gestreckten Arme parallel zu den Unterschenkeln. **EA: Halten** **AA:** Rolle Wirbel für Wirbel zurück in die AP.
„Stelle dir vor, deine Wirbelsäule ist eine Perlenkette, die du Perle für Perle auf- und abrollst."	KA	Aktiviere dein Powerhouse, indem du deinen Nabel nach innen oben ziehst und den Ball leicht zusammendrückst. Schulterblätter ziehen zum Becken, Hals bleibt lang.

LTP-Zirkel 8

Rollen mit dem Ball – *Softball*

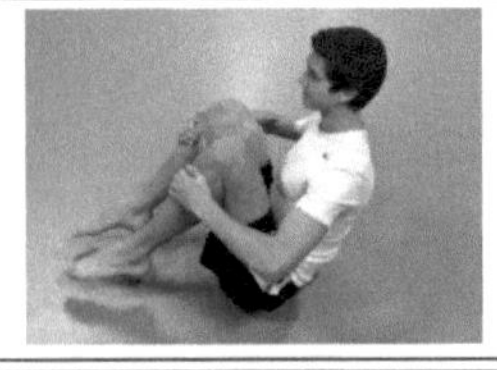	AP	**Sitze** am Ende der Matte, **Ball ist zwischen den Knien**, Fußspitzen schweben über der Matte, Hände am Schienbein, Ellbogen seit.
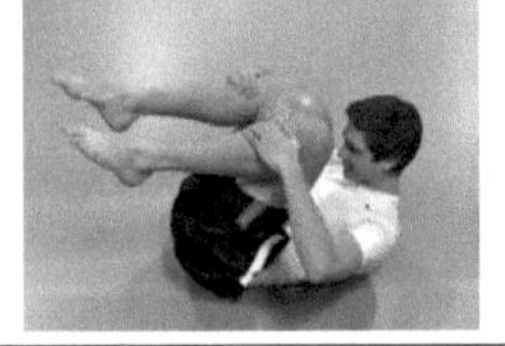	BA	**EA: Rolle** Wirbel für Wirbel **zurück** bis zu den Schulterblattspitzen. **AA: Rolle** Wirbel für Wirbel **auf** in die AP.
„Stelle dir vor, du bist in einer Seifenblase, die du beim Rollen nicht zerstören willst."	KA	Spüre jeden einzelnen Wirbel, bleibe rund wie ein Ball, schaue auf den Bauchnabel, Schulterblattspitzen ziehen nach unten. Ohne Schwung arbeiten. Powerhouse aktiv.

LTP-Zirkel 9
Kniestand auf dem Ball – *Sitzball*

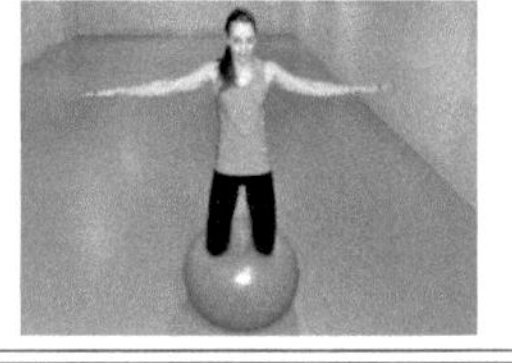	AP	**Kniestand** hüftbreit **auf dem Ball**. Arme waagrecht in Schulterhöhe (du sollst sie aus den Augenwinkeln noch sehen). Handflächen nach unten. Variation: Stand am Ball
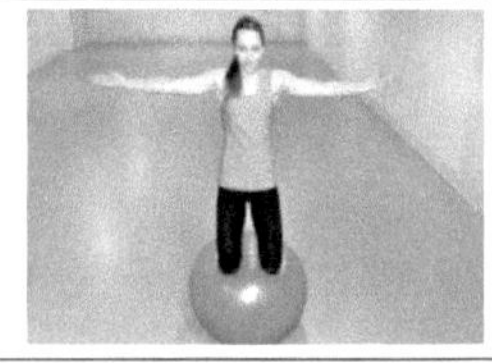	BA	**EA: Drehe** deine **Handflächen nach oben.** **AA: Drehe** deine **Handflächen nach unten**. Variation: **AA:** Rotiere deinen Oberkörper nach rechts. **EA:** Denke dich in die Länge und erlaube deinen Schulterblättern nach unten zu gleiten. **AA:** Zurück in die AP. Wh. nach li.
„Stelle dir vor, du hängst an einem seidenen Faden von der Decke, der deinen Nabel nach innen oben zieht."	KA	Übe mit Kontrolle und Konzentration. Beachte die korrekte Atmung. Lasse deine Schultern locker, Kiefer locker und lächle ☺.

LTP-Zirkel 10
Jack Rabbit 1 – *Sitzball*

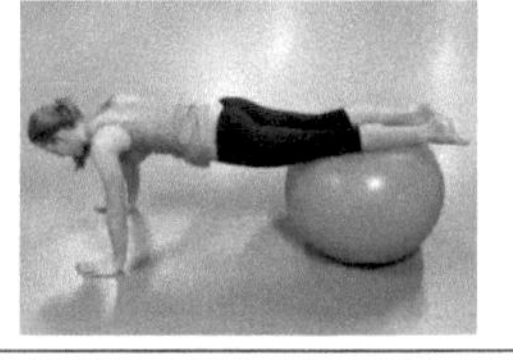	AP	**Liegestütz, Knie in der Mitte des Balls**. Arme gestreckt und senkrecht unter den Schultern. Wölbe deinen Handballen und spreize die Finger. Das Gewicht ist eher außen beim Kleinfingerballen.
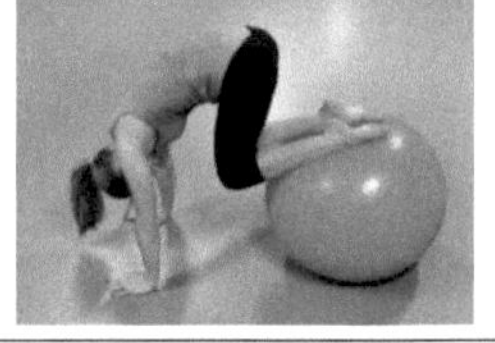	BA	**EA:** Bringe dein **Becken über** deine **Schultern** und deine **Knie zur Brust**. **AA:** Komme zurück in die **Liegestützposition** und öffne den **Armwinkel** von 90° auf **180°**. Halte deinen Kopf in Verlängerung der Wirbelsäule und den Körper vollkommen gestreckt.
„Stelle dir vor, zwischen deinen Oberschenkeln sind 500 Euro, die du fürs Überleben brauchst."	KA	Drücke mit deinen gespreizten Fingern gegen den Boden. Kopf in Verlängerung der Wirbelsäule. Halte die Rippen geschlossen, Adduktoren aktiviert und Powerhouse aktiv.

LTP-Zirkel 11

Jack Rabbit 2 – *Sitzball*

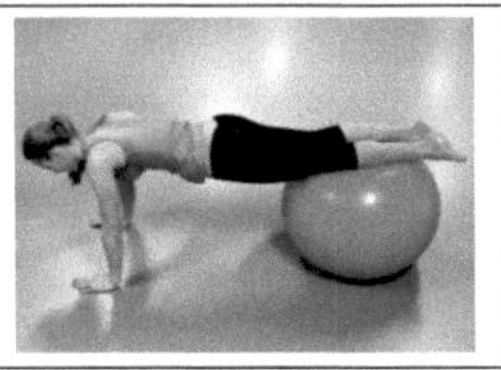	AP	**Liegestütz, Beine mit den Knien in der Mitte des Balls.** Arme gestreckt und senkrecht unter den Schultern. Wölbe deinen Handballen und spreize die Finger. Das Gewicht ist eher außen beim Kleinfingerballen. **EA**
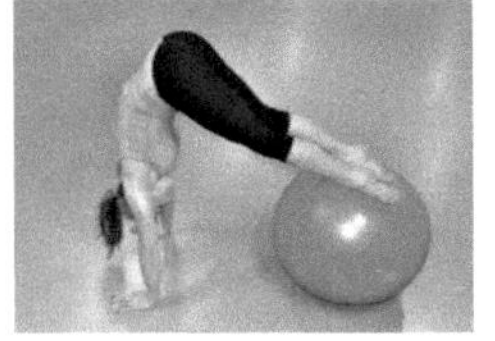	BA	**AA: Bringe** dein **Becken über deine Schultern** und die gestreckten Fußspitzen auf den Ball. **EA: Stemme dich vom Boden ab.** **AA:** Komme zurück in die **Liegestützposition** und öffne den **Armwinkel** von 90° auf **180°**. Ziehe den Nabel nach innen oben. Halte deinen Kopf in Verlängerung der Wirbelsäule.
„Stelle dir vor, ein unsichtbarer Faden zieht dein Becken zur Decke nach oben."	KA	Drücke mit deinen gespreizten Fingern gegen den Boden. Kopf in Verlängerung der Wirbelsäule. Halte die Rippen geschlossen. Powerhouse aktiv.

LTP-Zirkel 12

Brücke – *Sitzball*

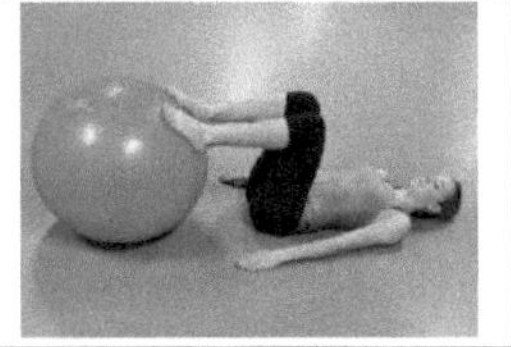	AP	**Rückenlage,** Arme liegen neben dem Körper. Stelle beide **Füße hüftgelenksbreit auf** den **Ball.** **EA**
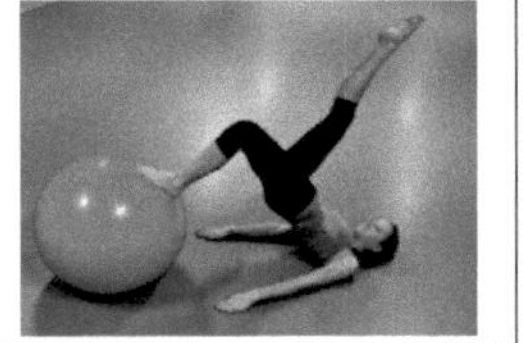	BA	**AA: Rolle** Wirbel für Wirbel vom Steißbein hoch **in die Brücke.** **EA**: Spanne Beckenmuskel und Gesäßmuskel an und **strecke re. Bein senkrecht hoch**, (Fuß point). **AA**: **Senke re. Bein waagrecht ab** (Fuß flex). **EA**: **Hebe re. Bein** wieder nach oben. **AA**: Führe es **zurück zur AP**. Wh. mit li. Bein.
„Stelle dir vor, dein Bein ist ein Pfeil, den du nach oben abschießt."	KA	Spüre jeden Wirbel beim Auf- und Abrollen. Gewicht ruht zwischen den Schulterblättern. Hals bleibt frei und lang. Halte die Rippen geschlossen. Ziehe den Nabel nach innen oben.

LTP-Zirkel 13

Beckenuhr – *Sitzball*

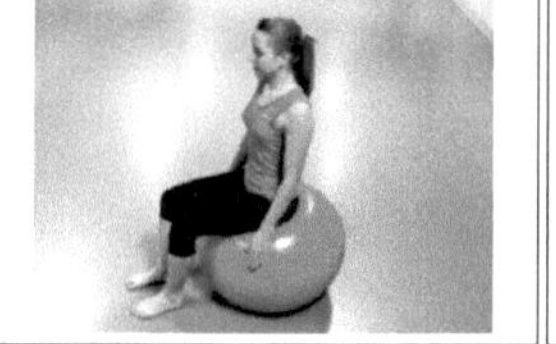	AP	Aufrechter **Sitz auf dem Ball,** mit den Händen seitlich leicht abstützen. Füße hüftgelenksbreit aufgestellt. Kopf in Verlängerung der Wirbelsäule.
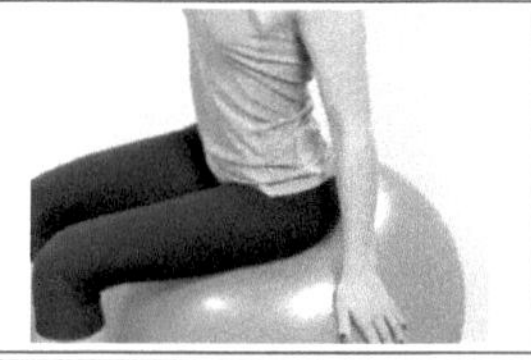	BA	**EA: Kippe dein Becken nach vor** auf 12 Uhr und komme so in eine Hohlkreuzposition. Ball rollt zurück. **AA: Kippe dein Becken nach hinten auf 6 Uhr** und runde deine Lendenwirbelsäule. Ball rollt nach vor. **EA:** Beende die Übung in der **aufrechten Sitzposition**. **AA: Kippe dein Becken nach re**. (3Uhr) **EA: Zentrum.** **AA: Kippe dein Becken nach li**. (9Uhr). **FA:** Kreise dein Becken im und gegen den Uhrzeigersinn.
„Stelle dir vor, auf dem Boden liegt eine große Uhr, Füße stehen auf 12 Uhr, Ball liegt auf 6 Uhr."	KA	Spüre die Position deiner Sitzknochen. Erlaube deinen Schulterblättern nach unten zu gleiten. Nimm die aufrechte Position auf den Sitzknochen wahr und verlängere den Nacken.

LTP - Zirkel 14

Schulterblattplatzierung – *Sitzball*

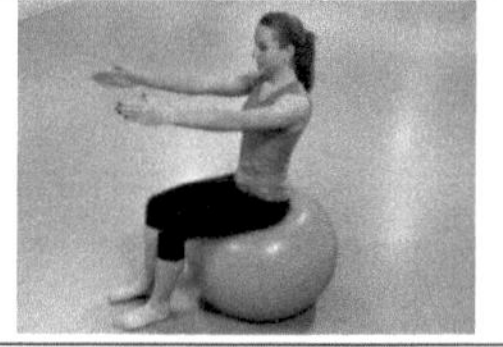	AP	**Aufrechter Sitz** auf dem Ball. Füße hüftgelenksbreit aufgestellt. Bringe deine Arme waagrecht parallel nach vor. Handflächen zeigen zueinander.
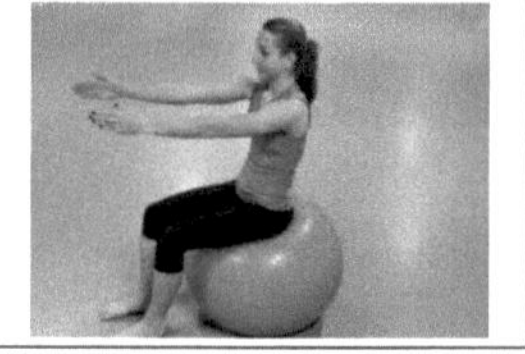	BA	**EA: Ziehe deine Fingerspitzen nach vor.** Deine Schulterblätter entfernen sich von der Wirbelsäule. **AA:** Komme zurück in die **neutrale Position.** **EA: Ziehe deine Schulterblätter zur Wirbelsäule.** **AA:** Komme zurück in die **neutrale Position.**
„Stelle dir vor, du steckst deine Schulterblätter in deine hinteren Hosentaschen."	KA	Lasse deinen Hals lang. Powerhouse aktiv. Denke dich beim Einatmen in die Länge und erlaube deinen Schulterblättern sanft nach unten zu gleiten.

LTP-Zirkel 15

Sessel – *Wand*

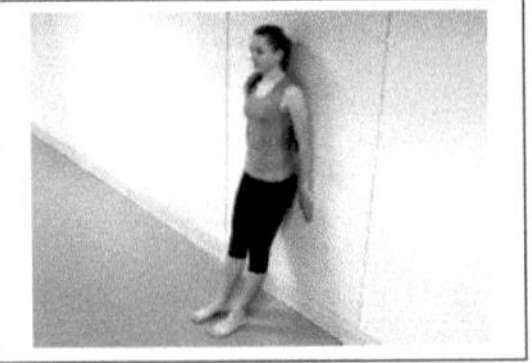	AP	**Aufrechter Stand.** Füße einen großen Schritt weit von der Wand entfernt hüftbreit und parallel. Beine leicht gebeugt. **EA:** Lehne dich aufrecht an die Wand.
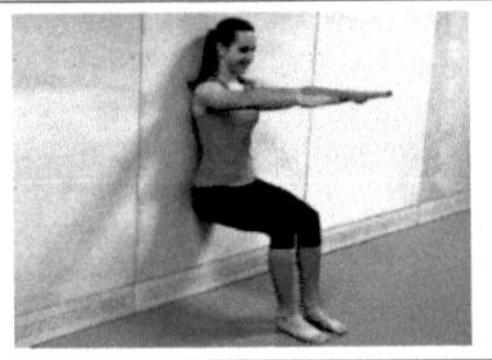	BA	**AA: Beuge deine Beine,** bis die Oberschenkel einen 90° Winkel bilden, **hebe** gleichzeitig deine **Arme** schulterbreit vor dem Körper hoch. **EA: Halte die Position**. **AA: Gleite** wieder **nach oben und senke die Arme.** Fortgeschrittene: Einbeinig.
„Stelle dir vor, von deinem Großzehenballen, Kleinzehenballen und der Mitte der Ferse führen Wurzeln ins Erdinnere."	KA	Behalte mit deinen Schulterblättern und dem Kreuzbein Kontakt zur Wand. Halte das Becken stabil, nicht kippen. Halte deine Knie in der Hocke parallel direkt über der zweiten Zehe. Powerhouse aktiv.

LTP-Zirkel 16

Pilates-Liegestütz

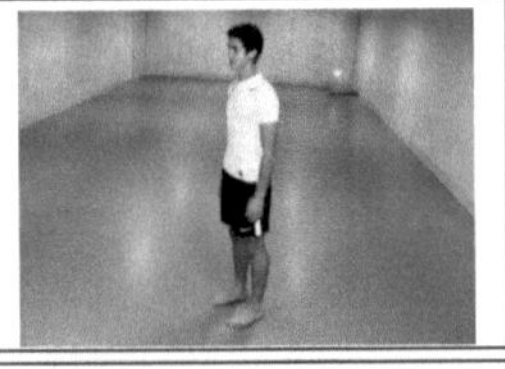	AP	**Aufrechter Stand,** Füße sind hüftgelenksbreit aufgestellt und leicht gebeugt. **EA** **AA: Rolle** Wirbel für Wirbel nach vorne **ab,** bis die Hände den Boden berühren. **EA: Wandere vier Schritte nach vor in den Liegestütz.**
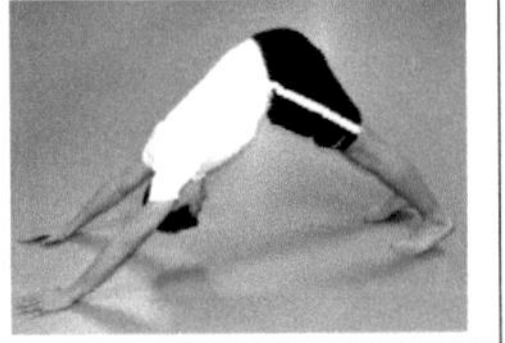	BA	**AA:** Halte den Stütz und denke dich in die Länge. Mache **drei Liegestütze** mit Ellbogen zur Taille. **EA:** tief **AA:** hoch **AA:** Schiebe dein Gesäß zur Decke, strecke die Beine und ziehe die Fersen zum Boden(„Dog" bzw. „Dach"). **EA:** Wandere mit den Händen zurück zu den Füßen. **AA: Rolle** Wirbel für Wirbel wieder **auf** in die AP.
„Stelle dir vor, dein Rücken ist im Liegestütz ein Brett, auf dem jemand stehen kann."	KA	Lasse deine Fersen so lange wie möglich am Boden, die Hände sind im Liegestütz direkt unter den Schultern. Schulterblattspitzen zum Becken ziehen. Hals bleibt lang. Powerhouse aktiv.

14. Übungskarten Lifetime Pilates im Auto

1. Pilatesatmung
2. Sonne
3. Auto-Kosak
4. „Stoßstangenstorch“
5. „Parkplatzpilatesliegestütz“

Übungskarte Lifetime Pilates im Auto

1. Pilatesatmung

Einstellung des Sitzes: Stelle den Sitz so ein, dass die Beine, bei durchgetretenen Pedalen, noch immer leicht abgewinkelt sind. Richte die Rückenlehne so ein, dass die Arme am Lenkrad ebenfalls leicht abgewinkelt sind. Kontrolliere die Kopfstütze. Sie soll bei einem Aufprall den Kopf abfangen. Stelle sicher, dass du in den Rück- und Seitenspiegel sehen kannst, ohne den Kopf drehen oder bewegen zu müssen. Wenn du unterwegs im Stau oder an einer Kreuzung übst, bitte Handbremse anziehen und Leerlauf einstellen. Lege alle 2 Stunden eine kurze Pause auf einem Parkplatz ein, steige aus und atme frische Luft ein. Pilates hilft dir, deine Konzentration wieder zu erlangen sowie Verspannungen im Hals-, Schulter-, Hüft- und Rückenbereich durch Dehnübungen zu lösen. Lockerungsübungen der Beine machen dich wieder fit. Wiederhole alle Übungen drei- bis sechsmal oder so lange es für dich angenehm ist. Viel Spaß und gute Fahrt!

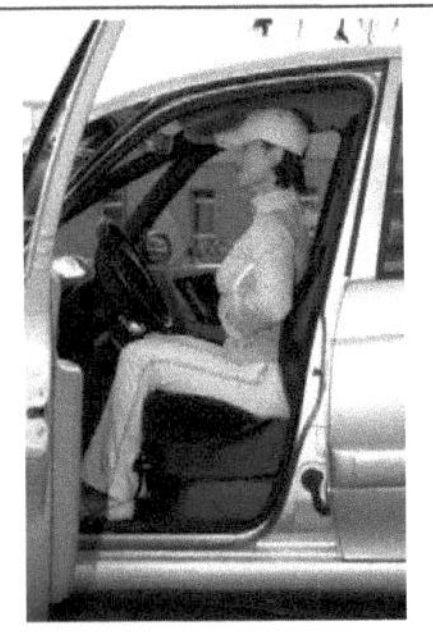	**AP**	Setze dich aufrecht auf den Sitz, Beine hüftgelenksbreit aufgestellt, Rücken gerade, Schultern entspannt, Kinn leicht zum Brustbein gezogen. Lege deine Hände unter das Brustbein auf deine Rippen. Fingerspitzen zueinander. **„Stelle dir vor, deine Hände sind eine Schiebetür, beim Einatmen entfernen sich die Fingerspitzen voneinander, beim Ausatmen schieben sie sich ineinander.“**
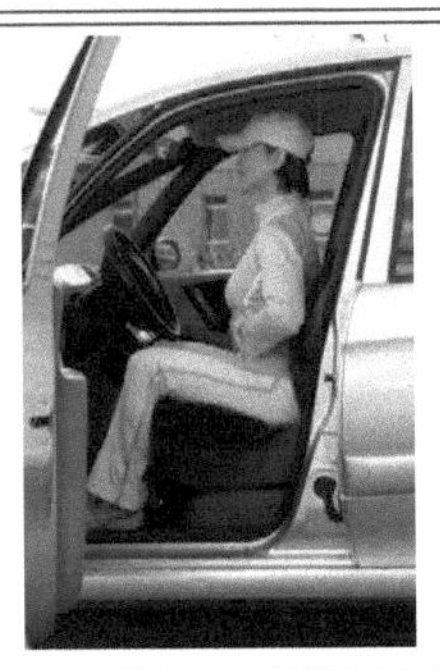	**BA**	Atme durch die Nase in deinen unteren, hinteren, seitlichen Brustkorb und schiebe deinen Scheitel zum Autodach, der Bauch bleibt fest. Atme durch den Mund aus und ziehe deinen Nabel nach innen oben, spanne deinen Beckenboden an, indem du die Sitzbeinhöcker zusammenziehst.
„Stelle dir vor, du ziehst viel zu enge Jeans an und willst den Reißverschluss schließen.“	**KA**	Stelle dir vor, dein Schambein fährt mit dem Lift nach oben. Deine Schultern bleiben tief. Dein Becken bleibt stabil. Schließe deine Rippenbögen beim Ausatmen und schaffe Verbindung zwischen Brustbein und Schambein.

Übungskarte Lifetime Pilates im Auto

2. Sonne

Hals- und Nackenentspannung

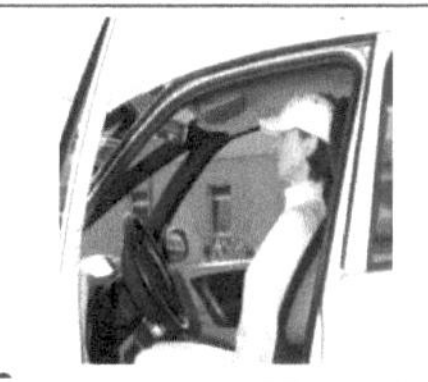	**AP**	Setze dich aufrecht auf deinen Sitz, Füße hüftgelenksbreit aufgestellt, Rücken gerade, Schultern entspannt, Kinn leicht zum Brustbein gezogen. Lehne deinen Kopf an die Nackenstütze. Die Arme seitlich neben dem Körper.
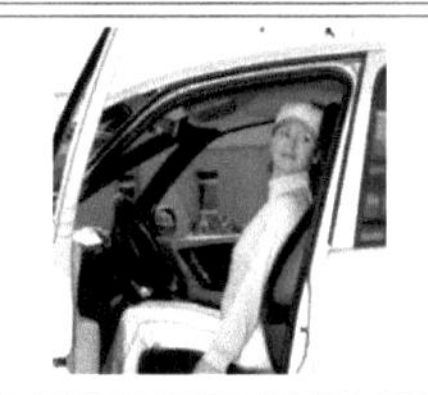	**BA**	Blicke gerade aus dem Fenster und beschreibe mit deiner Nase sechs kleine Kreise im und gegen den Uhrzeigersinn. Atme ein und drehe beim Ausatmen deinen Kopf nach links und komme mit dem Einatmen wieder zurück. Wiederhole die Übung auf die andere Seite. Wenn du wieder in der Mitte bist, senke beim Ausatmen deinen Kopf nach unten und schaue beim Einatmen nach oben. Komme mit dem Ausatmen wieder zurück in die Ausgangsposition.
„Stelle dir vor, du zeichnest mit der Nase eine Sonne auf die Windschutzscheibe. Zeichne die Strahlen so lange wie möglich.“	**KA**	Spüre, wie sich deine Hals- und Nackenmuskeln lockern. Die Stirn wird kühl und glatt, das Kiefer locker entspannt. Die Lippen sind weich und warm. Bewege nur deinen Kopf, lass deine Schultern entspannt und lächle. ☺

Übungskarte Lifetime Pilates Pilates im Auto

3. Auto-Kosak

Mobilisation der Wirbelsäule und Dehnung der Rückenmuskeln

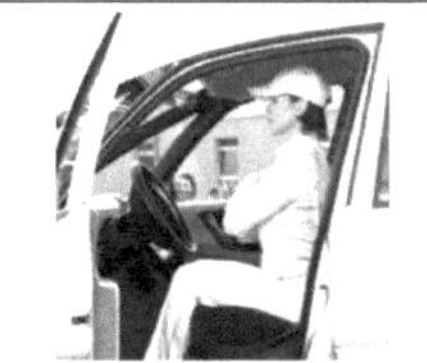	**AP**	Fahre mit dem Autositz ganz zurück. Richte dich auf, Füße hüftgelenksbreit aufgestellt, Rücken gerade, Schultern entspannt, Kinn leicht zum Brustbein gezogen. Bringe die rechte Hand zur linken und die linke Hand zur rechten Schulter (Kreuz).
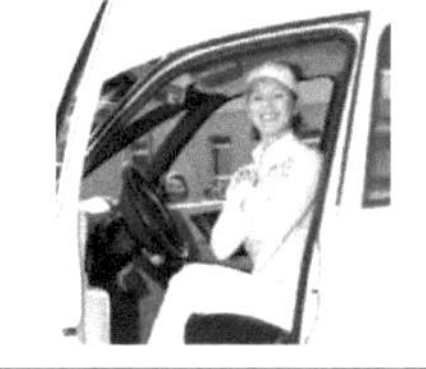	**BA**	Atme durch die Nase ein und schiebe deinen Scheitel zum Autodach. Mit dem Ausatmen durch den Mund aktiviere deinen Beckenboden und drehe dich nach links. Dein Becken bleibt stabil nach vorne gerichtet und die Füße fest am Boden verankert. Blicke über deine linke Schulter nach hinten zur Kopfstütze. Atme ein und komme beim Ausatmen wieder zurück in die Mitte. Wiederhole die Übung auf die andere Seite.
„Stelle dir vor, auf deinen Hüften sind zwei Scheinwerfer montiert, die immer nach vorne leuchten.“	**KA**	Arbeite mit Kontrolle und Präzision. Halte die Wirbelsäule immer aufrecht. Das Becken bleibt stabil. Lasse deine Hüftknochen parallel. **„Stelle dir vor, du bist mit einem breiten Gurt am Sitz festgeschnallt und kannst dich nur ab deiner Taille bewegen.“**

Übungskarte Pilates am Parkplatz

4. „Stoßstangenstorch“

Dehnung der Beinbeuger und hinteren Muskelkette

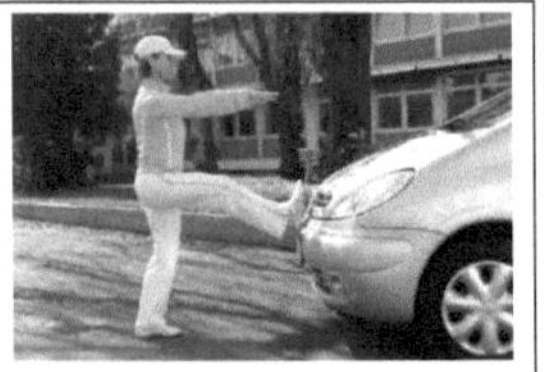	**AP**	Stelle dich eine Schrittlänge vor dein Auto und lege das rechte gestreckte Bein mit der Ferse auf die Stoßstange. Fußrist zum Schienbein ziehen. Die Arme parallel in Schulterhöhe nach vorne gestreckt, Handflächen nach unten. Powerhouse aktiv.
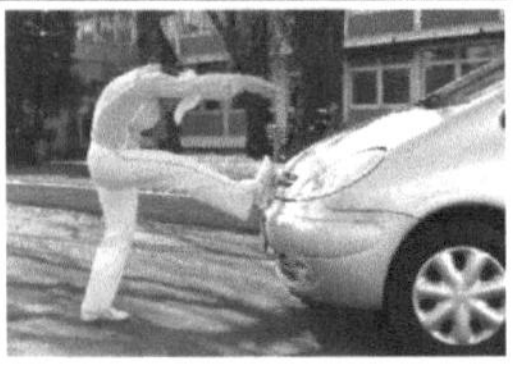	**BA**	Atme durch die Nase ein, denke dich in die Länge, mit dem Ausatmen durch den Mund beuge dein linkes Bein, kippe dein Becken nach hinten, ziehe den Nabel nach innen oben und die Fingerspitzen nach vor zur Stoßstange. Führe dein Kinn langsam zum Brustbein. Komme beim Einatmen wieder zurück in die Ausgangsposition und wiederhole die Übung dreimal. Anschließend dasselbe mit dem linken Bein.
„Stelle dir vor, du legst dich über einen großen Ball.“	**KA**	Arbeite mit Kontrolle und Präzision, spüre die Dehnung an der Rückseite deines rechten Oberschenkels, an der Wade deines linken Beins und im gesamten Rücken.

Übungskarte Pilates am Parkplatz

5. „Parkplatzpilatesliegestütz“

Ganzkörperkräftigung, Durchblutung

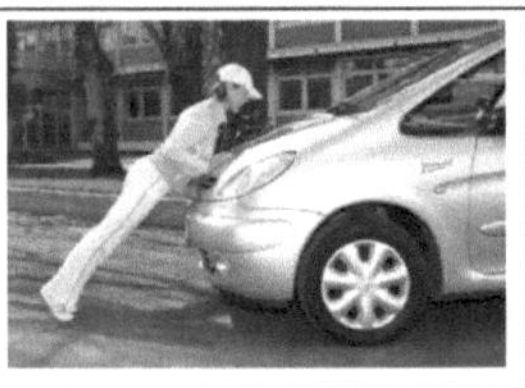	**AP**	Stelle dich zwei Schritte vor dien Auto hüftgelenksbreit auf, atme ein und beschreibe mit deinen Armen einen Kreis nach außen oben und parallel nach vor, falle beim Ausatmen nach vorne und stütze dich mit deinen gestreckten (nicht überstreckten) Armen schulterbreit auf der Motorhaube (Parkbank oder Tisch) ab. Dein Kopf ist in Verlängerung der Wirbelsäule. Powerhouse aktiviert.
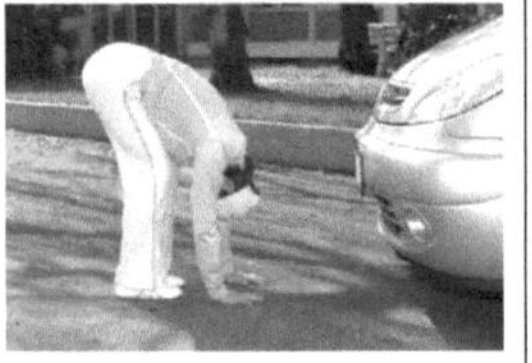	**BA**	Ziehe die Schulterblattspitzen zum Becken. Mit dem Einatmen durch den Mund beugst du deine Arme und bringst deine Ellbogen zur Taille. Komme beim Ausatmen wieder zurück in die Liegestützposition, bringe dein Becken nach hinten oben und drücke deine Schultern und Fersen nach unten. Atme durch die Nase ein und löse die Hände von der Motorhaube und komme zum Boden. Mit dem Ausatmen rolle dich Wirbel für Wirbel in den Stand auf.
„Stelle dir vor, deine Wirbelsäule ist eine Perlenkette, die du Perle für Perle aufrollst.“	**KA**	Übe mit Präzision und Kontrolle. Wähle ein angenehmes Tempo. Wenn du Schmerzen verspürst, dann beuge die Beine, wenn du auf den Boden kommst. Beachte die korrekte Atmung. Immer vom Zentrum aus arbeiten. Powerhouse aktiv.

15. Übungskarten Lifetime Pilates-Pausenübungen

Der effiziente „Energiekick“ am Schreibtisch

1. P – Pinguin
2. A – Affe
3. U – Uhu
4. S – Schlange, Schmetterling
5. E – Esel

Lifetime Pilates-Pausenübungen

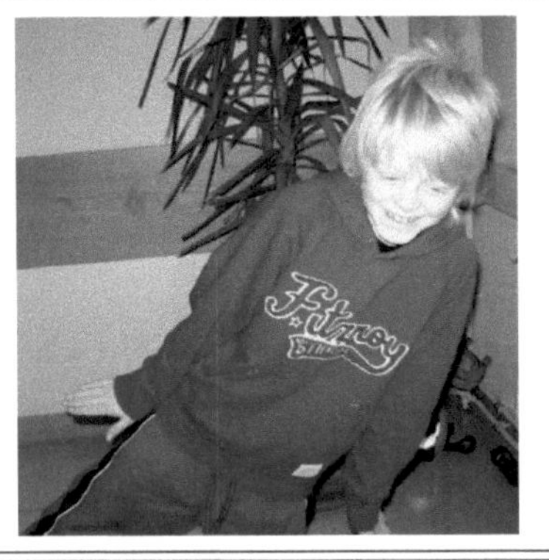

1. Pinguin

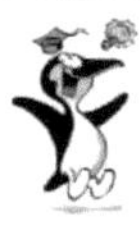

Watschle wie ein Pinguin. Belaste abwechselnd dein rechtes und linkes Bein. Ziehe dabei die Schultern zu den Ohren hoch und lasse sie wieder fallen.

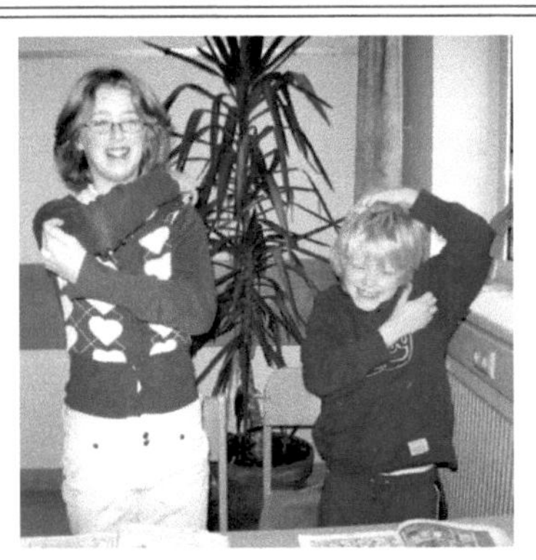

2. Affe

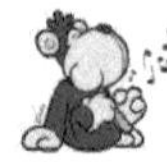

Hüpfe wie ein kleiner Affe und klopfe dich ab. Kratze dich auf deinem ganzen Körper, bis dir richtig warm wird. Rolle auch deine Ohren aus und schlage wie Tarzan auf deine Brust.

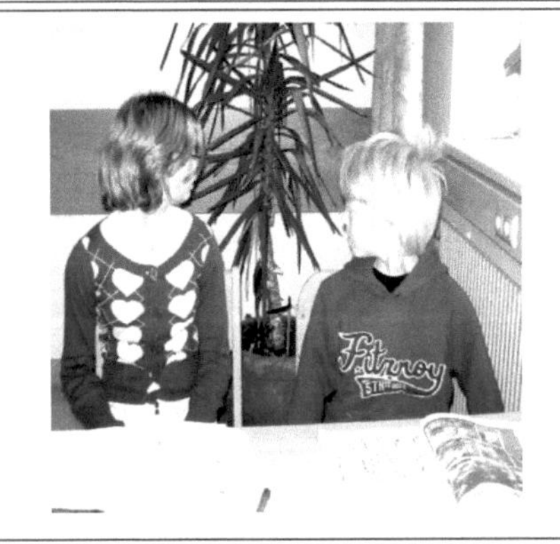

3. Uhu

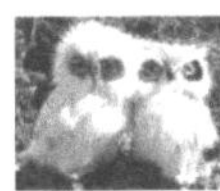

Setze dich aufrecht auf die vordere Sesselkante und mach dich schlank und groß. Rolle mit deinen Augen und schaue nach links und rechts. Dann nimm auch deinen Kopf mit und blicke über die Schultern nach links und rechts hinten. Dein Körper ist ab dem Nabel nach unten starr fixiert, so als ob du auf einem dünnen Ast sitzen würdest.

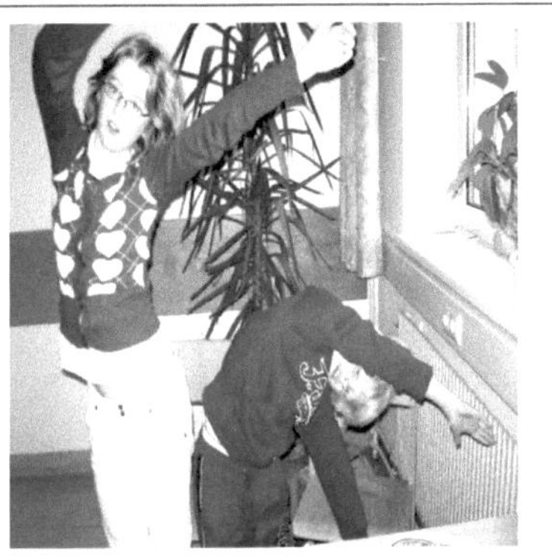	### 4.1. Schlange 1 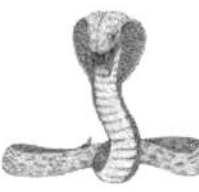 **Strecke dich wie eine Schlange zur Decke und bewege dich nach rechts und links. Versuche dich so groß wie möglich zu machen und dich so weit wie möglich zur Seite zu dehnen.**
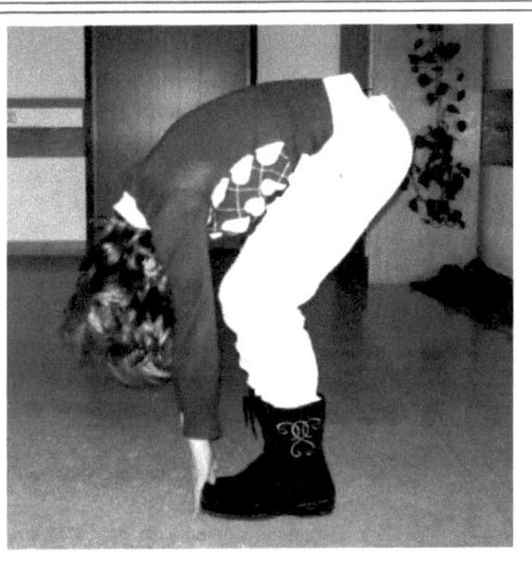	### 4.2. Schlange 2 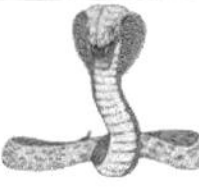 **Atme tief ein und rolle dich beim Ausatmen Wirbel für Wirbel wie eine Schlange nach unten ein. Versuche deine Beine nur ein wenig zu beugen. Wenn du unten bist, holst du tief Luft und rollst dich beim Ausatmen wieder auf.**
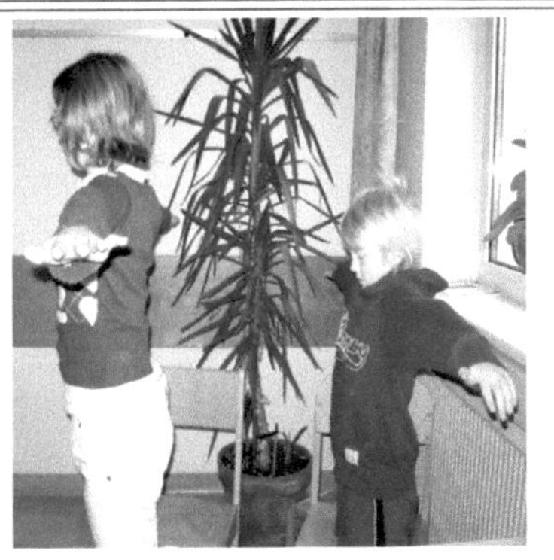	### 4.3. Schmetterling 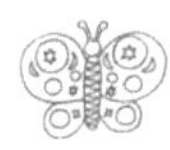 **Flattere wie ein Schmetterling. Bewege deine Arme auf und ab, ziehe sie auch weit nach vor und beschreibe große Kreise. Stelle dir vor, du hängst an einem seidenen Faden von der Decke und bewegst dich nur sehr vorsichtig, damit der Faden nicht reißt.**

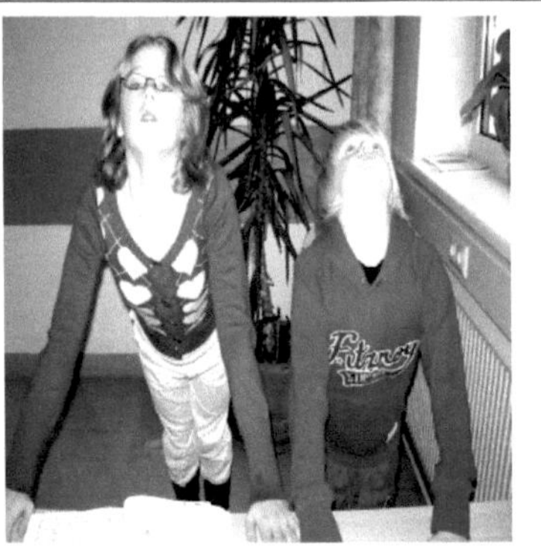	5.1. Esel 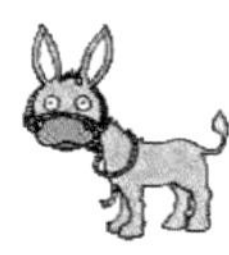 **Stütze dich auf der Tischkante mit deinen Händen ab. Bring beim Einatmen den Kopf in den Nacken und schrei -IIIIII- , lasse dann den Kopf fallen und schrei laut -AAAAA- !**
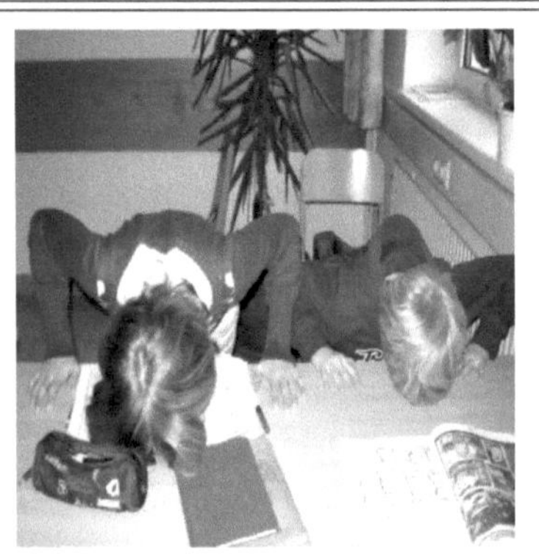	5.2. Esel 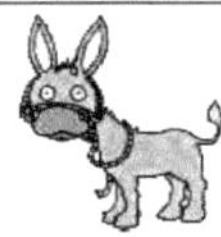 **Atme ein und beuge deine Arme. Senke deinen Kopf, bis du mit deiner Stirn den Tisch berührst. Komme beim Ausatmen wieder hoch (Liegestütz).**
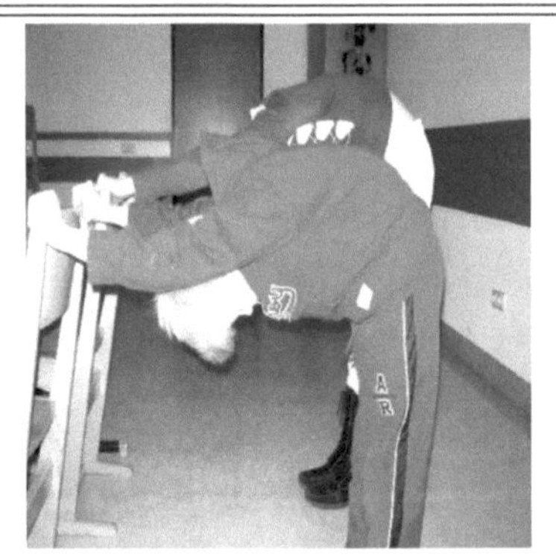	5.3. Esel 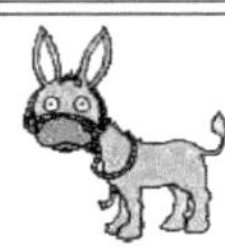 **Bring dein Gesäß nach hinten, so als wärst du ein Esel, der nicht weiter gehen will. Hebe deinen Kopf in den Nacken und lasse ihn dann zwischen deine Arme fallen. I A ☺ Wiederhole die Übung mindestens dreimal.**

Ein Maturaprojekt der HAK Waidhofen/Ybbs

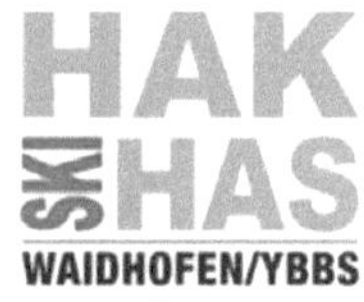

Die 5 *Office-Break-Übungen* und ihre Wirkung

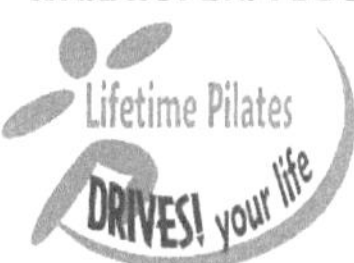

Die Übungen

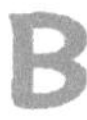

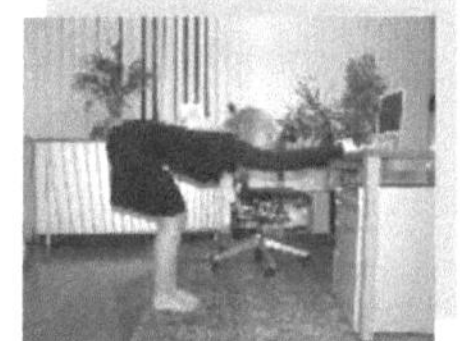

B-Bear-Bär

- Erwachen Sie wie nach einem Winterschlaf;
- Gähnen Sie laut;
- Stützen Sie sich am Schreibtisch ab;
- Strecken und dehnen Sie sich;

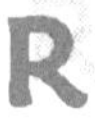

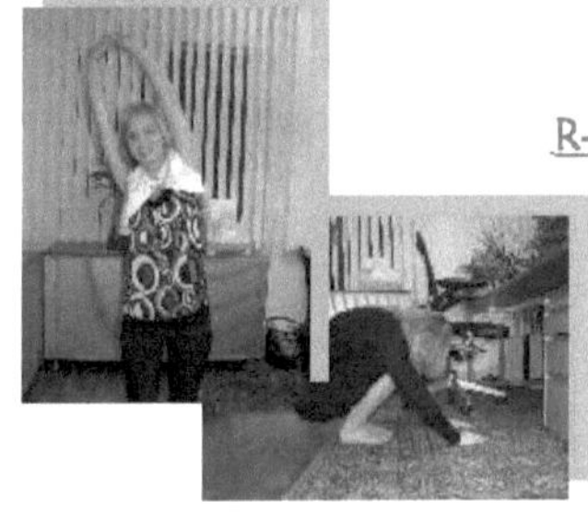

R-Rattlesnake-Schlange

- „Klappern" Sie mit Ihren Fersen;
- Richten Sie sich auf den Fußballen ganz auf, rollen Sie sich Wirbel für Wirbel zusammen und wieder auf;

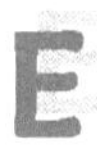

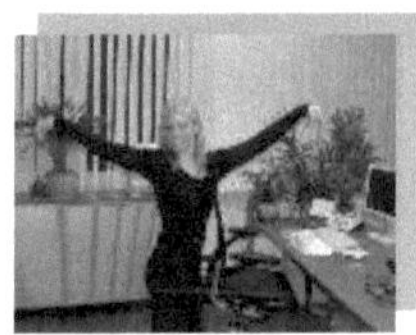

E-Eagle-Adler

- Schauen Sie mit ihren Augen rechts und links, kreisen Sie im und gegen den Uhrzeigersinn;
- Schwingen Sie mit Ihren Armen wie ein Adler;

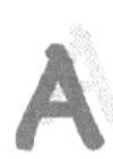

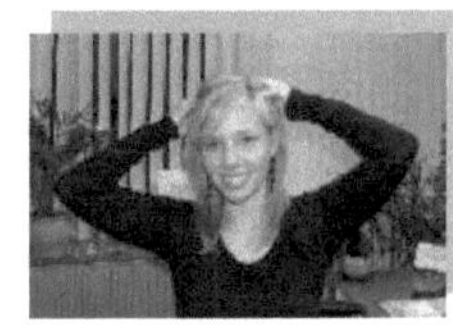

A-Ape-Affe

- Massieren Sie Ihren Kopf und ziehen Sie an Ihren Ohren;
- Klopfen Sie Ihren ganzen Körper ab;
- Bewegen Sie Ihren Kiefer;
- Klopfen Sie, wenn vorhanden, Ihrem Partner den Rücken ab;

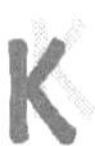

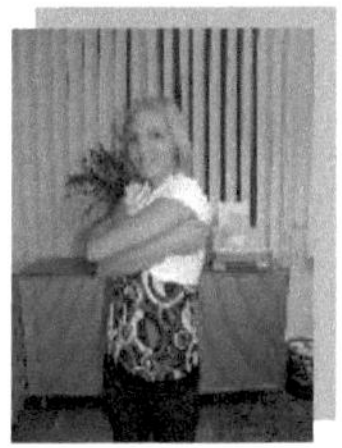

K-Kangaroo-Känguruh

- Stellen Sie sich vor, Sie haben ein Baby in Ihren Armen, schaukeln Sie es;
- Umarmen Sie das Baby und atmen Sie tief in den Bauch ein;

www.pilates.driveyourlife@gmail.com
www.driveyourlife.net.tc

Ihre Wirkung

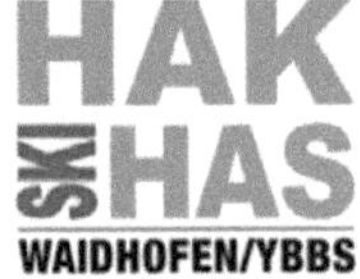

...auf den Körper:

- die Wirbelsäule wird in ihrer Doppel-S-Form aufgerichtet, der Druck auf die Bandscheiben verringert und die Nervenbahnen freigelegt;
- die Sauerstoffversorgung des Gehirns wird angeregt;
- die Muskulatur wird durchblutet und gedehnt;
- Verspannungen werden gelockert, Stress abgebaut;

... auf den Arbeitsalltag:

Man ist...

ausgeglichener,
wieder bereit, Informationen aufzunehmen und zu verarbeiten,

! So beugen diese Übungen typischen Bürokrankheiten wie Rücken-, Augen- oder Kopfschmerzen vor

Diese Übungen fördern nicht nur das Wohlbefinden am Arbeitsplatz, zufriedene Mitarbeiter verrichten auch ihre Arbeit besser.

neue Ideen zu entwickeln,
und der Kreativität freien Lauf zu lassen.

"Jeder in Fitness investierte Euro kommt viermal zurück"

Franz Nigl

Geschäftsführer ÖBB Dienstleistung GmbH

www.pilates.driveyourlife@gmail.com
www.driveyourlife.net.tc

17. Literatur

Name	Titel	Verlag	Jahr	ISBN
Behrens Inge	Pilates Der sanfte Weg zum schönen Körper	VGS	2005	3-8025-1699-0
Bimbi-Dresp Michaela	Das große Pilates-Buch	G/U	2006	3-7742-7209-3
Bloss Prof. Dr. Hans A., **Wolff** Ch.	Gesund mit Pilates	Knaur	2006	3-426-64329-4
Christiansen Andrea	Yoga Pilates Kraftvoll, fit und ausgeglichen	urania	2004	3-332-01579-6
Feldenkrais Moshe	Bewusstheit durch Bewegung	Suhrkamp	1996	3-518-39138-0
Franklin Eric	Entspannte Schultern, gelöster Nacken	Kösel	2009	978-3-466-4429
Hainbuch Dr. Friedrich	Muskelentspannung Nach Jakobson	G/U	2004	3-7742-6146-6
Herdman Alan	Pilates Einfach und wirksam	rororo	2004	3-499-61664-5
Korte Antje	Pilates Das Fitnesstraining für Körper und Seele	Gräfe&Unzer	2004	3-7742-6653-0
Kuhnert Christin	Superbody mit Pilates	G/U	2000	3-7742-4501-0
Mayr Barbara	Pilates allein zu Hause	Ueberreuter	2004	3-8000-7028-6
Moriabadi Uschi	Pilates Das Übungsbuch	BLV	2004	3-405-16731-0
Pappert G./ **Müller** E. / **Prettenthaler.**	fit@work	USP International	2008	3-937461-27-2
Tempelhof Dr.med. Siegbert	Gesunde Gelenke Schmerzfrei und beweglich	G/U	2003	3-7742-5515-6
Trökes Anna	Yoga Mehr Energie und Ruhe	G/U	2002	3-7742-4787-0
Ungaro Alycea	Pilates	Dorling Kondersley	2004	3-8310-037-7
Ungaro Alycea	Pilates Training	Dorling Kondersley	2004	3-8310-0626-1
Urla Jonathan	Yogilates	Goldmann	2002	0-00-713029-5

18. Hilfsmittel für den LTP-Unterricht in der Schule

Mag. Eva Obenaus

DVD „Lifetime Pilates" – Der beste Weg zur Körper-Seele-Fitness

- Anatomische Grundlagen
- 19 vorbereitende Pilatesübungen genau vorgezeigt und erklärt
- Bewegungsanweisungen und Korrekturen
- Impressionen

Neu!
DVD „Lifetime Pilates Drives! Your Life
Effektives, variantenreiches Pilates-Training von Basic bis Top
166 Minuten Trainingsvergnügen

A: BASIC

- LTP-Prinzipien
- Basic mit dem Softball
- Relax
- Office Break

B: TOP

- LTP-Fußball
- LTP-Tennis
- LTP-Ski – mit **Weltmeisterin Kathrin Zettel** und Marc Digruber
- Meditation

Bestellungen der DVDs, Infos über Kurse und Fortbildungen:

Lifetime Pilates Website: **www.lifetimepilates.at**

E-Mail: **e.obenaus@aon.at**

Lifetime Pilates Stundenbeispiel im Fach: Bewegung und Sport (COOL)

HAK:tiv

Name:
Arbeitsauftrag aus: Bewegung und Sport Klasse:
Thema: Lifetime Pilates
Ziel: Körperwahrnehmung, Haltungsschulung, Kräftigung, Dehnung.

Ausgabedatum: Abgabedatum:

HAK SKI HAS
WAIDHOFEN/YBBS

Ort: Turnsaal, in der Mitte stehen 4 Langbänke im Viereck. Die ÜK liegen nach Nummern geordnet auf den Bänken, alle benötigten Kleingeräte und Gymnastikmatten sind in der Mitte des Vierecks.

Aufgabe: Wärme dich zur Musik 10 Minuten auf (Lauf ABC, Aerobic, Tanz....usw.).

- 2er- oder 3er-Gruppen.
- Übungskarte aussuchen.
- Kleingeräte nehmen.
- Mit je einer Matte einen fixen Platz im Turnsaal einnehmen – dieser Platz ist jetzt eure „Trainingsinsel".
- Bei jeder Übungskarte bist du sowohl TrainerIn und kontrollierst deine PartnerInnen, als auch Übende/r.
- Wiederhole jede Übung 6 –12 x und beachte dabei die Pilates-Prinzipien.
- Nach der Übung Kleingeräte zurückbringen und neue Übungskarte und Kleingeräte zur „Trainingsinsel" holen.

Erklärungen zur Übungskarte und Vorgangsweise

1. AP = Ausgangsposition
   BA = Bewegungsanweisung
   KA = Korrekturanweisung
2. Seht euch zuerst die Bilder auf der Übungskarte genau an und wählt, ob ihr zuerst TrainerIn (T) oder Übende/r (Ü) sein wollt.
3. T liest die AP vor – Ü nimmt die AP auf der Matte ein. T korrigiert. Vergleiche dazu das Bild auf der ÜK mit den Ü.
4. T liest die BA und die Visualisierung („Stelle dir vor....") unter dem Bild vor.
1. Ü probiert die Übung.
2. T liest die KA vor und korrigiert die/den Ü, falls dies notwendig ist.

Wenn du Hilfe brauchst, wende dich an deine/n LehrerIn bzw. TrainerIn.
Kein Risiko. Bei Schmerzen sofort STOPP.

Viel Spaß beim Üben ☺.

Schreibt gemeinsam ein kurzes Feedback, welche Übungen euch besonders gefallen haben und welche euch schwer gefallen sind. Vielen Dank.

Ich bestätige mit meiner Unterschrift, dass ich die Arbeitsaufträge verstanden habe und dass ich sie sorgfältig erfüllen werde.

....

Dank

Mein Dank gilt vor allem meiner Pilates-Trainerin Juliana Afram, die mit viel fachlichem Wissen, Sachkompetenz und pädagogischem Gespür unsere Gruppe leitete und mich inspirierte, Pilates in der Schule, im Verein und in verschiedenen Bereichen des Spitzensports zu integrieren.

Mein Dank gilt auch meiner Familie, die mich in jeder Hinsicht unterstützte. Vor allem meinem Mann Wolfgang, der mir durch seine Erfahrungen bei der Veröffentlichung von Büchern und beim Korrekturlesen hilfreich zur Seite stand. Philipp, der als PR-Manager immer das Wesentliche von mir forderte, und Tobias, der mich als Tennisspieler bei den Huskies an der University of Washington in Seattle immer inspirierte, sportartenspezifische Pilatesübungen zu entwickeln.

Dieses Buch konnte nur geschrieben werden, weil meine SchülerInnen im Bewegungs- und Sportunterricht an der BHAK und BHAS Waidhofen/Ybbs als „Versuchskaninchen“ zur Verfügung standen und mit viel Geduld und Spaß alle Übungen ausprobierten.

Dass Pilates erstmals in Österreich als Freigegenstand geführt wurde, ist meinem ehemaliger Direktor Hofrat Mag. Robert Steininger zu verdanken. Sein Nachfolger OStR. Mag. Franz Hofleitner unterstützt meine Pilates-Projekte in jeder Hinsicht und hat in diesem Schuljahr die „LTP-Office Break Übungen“ in allen Klassen erlaubt und sie zur täglichen „Bewegungspause“ integriert. Vielen Dank.

Viele Bilder wurden von mir im Unterricht aufgenommen. Mein fotografisches Können wurde von Herrn Erich Märzendorfer, Firma ProTech in Waidhofen/Ybbs, stark verbessert. Danke.

Ganz besonders lieben Dank meiner Schülerin Astrid Gaßner, einer ambitionierten Nachwuchs-Radrennfahrerin, und dem Fußballer Lukas Wedl, die für die Übungskarten Modell standen.

Nicht zuletzt danke ich meiner Schwester Maria Hölblinger für ihre aufbauenden Worte und psychologische Hilfe, sowie meinem Schwager Rudi Spreitzer von AirPlay Vienna Marketing für seine Unterstützung im Medienbereich.

Portrait

Mag. Eva Maria Obenaus

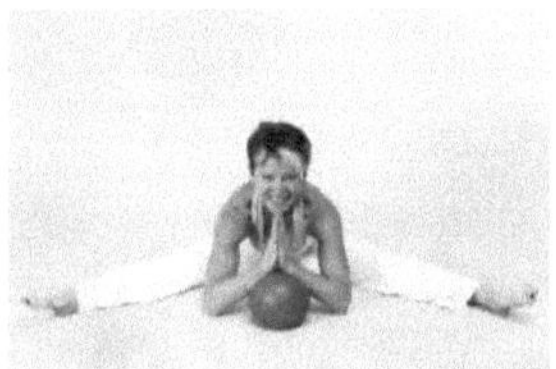

Geboren 1954 in Waidhofen/Ybbs, Niederösterreich, verheiratet mit Dr. Wolfgang Obenaus;
zwei Söhne /*1983 Philipp, *1988 Tobias.

Staatsmeisterin im Kunstturnen, 8-Kampf der Frauen, 1968 - 72. Teilnahme an den Europa- und Weltmeisterschaften 1971 - 72.

Studium Sport und Geschichte. Universität Wien.

Staatliche Trainerin für Kunstturnen.

Aerobic-Instructor PAX Wien.

Ausbildung zum Pilates-Coach in Hamburg bei Juliana Afram, „Power Pilates“.

Vortragende bei der Enquete „Sport und Bewegung“, Ramsau, zum Thema "Pilates in der Schule".

Vortragende und Workshop-Leiterin bei Fortbildungen zum Thema „Pilates in der Schule“ der Pädagogischen Hochschulen Wien, Niederösterreich und Oberösterreich sowie des Verbandes der LehrerInnen Österreichs für Bewegung und Sport (VDLÖ).

Unterrichtet seit 1979 an der Handelsakademie Waidhofen/Ybbs Sport und Geschichte, Freigegenstand Volleyball.

Rhythmik- und Koordinationstrainerin in der Schihandelsschule Waidhofen/Ybbs.

Langjährige Leitung der Sektion Turnen / Aerobic / Wellness in der Sportunion Waidhofen/Ybbs.

Pressestimmen

„Mag. Obenaus bringt ihre Erfahrung als Leistungssportlerin und langjährige Trainerin im Spitzen- als auch im Schul- und Breitensport in die Pilatesbewegung ein. Gerade bei Pilates sollen die Übungen konzentriert und genau erlernt werden. Dabei ist es wichtig, eine Expertin an seiner Seite zu haben, die es versteht, die physischen und mentalen Wirkungsbereiche professionell zu vermitteln. Mag. Obenaus ist durch ihr vielseitiges Know-How und ihre Ausbildung bestens prädestiniert, Sie in die Welt von Pilates einzuführen."

Rudolf Spreitzer - AirPlay Vienna – Stock im Eisen 7, 3340 Waidhofen/Ybbs

Alltäglich mit Hektik, Stress und Lärm belastet, setzen immer mehr Menschen zum Ausgleich auf ganzheitliche "Body- und Mind"-Angebote für Fitness und Gesundheit. Pilates setzt sich als elementares Bewegungsangebot für mehr Wohlbefinden dabei immer mehr durch: Nicht zuletzt auch in zunehmend mehr Schulen und Turnvereinen. BewegungserzieherInnen und Fitnessübungsleiter/Innen, die sich auf dieses Thema "einlassen", können ihre Stunden durch Bausteine und Elemente aus dem Bereich Pilates stark aufwerten.
Pilates versteht sich nicht als "Gegenwelt" zum Leistungssport, sondern als sinnvolle Ergänzung. In ihrer neuen Einführungs-DVD "Lifetime Pilates Drives Your Life" - Basic bis Top" veranschaulicht Obenaus dies mit Ski-Ass Kathrin Zettel als prominente Demonstratorin.

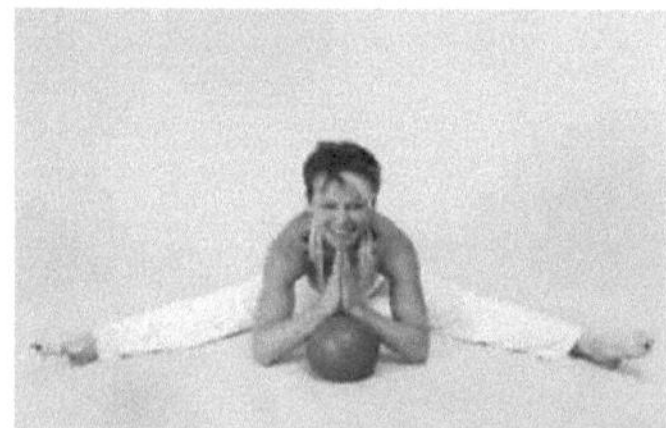

Ex-Spitzen-Kunstturnerin Eva Obenaus (unten mit Kathrin Zettel) ist nun Pilates-Expertin

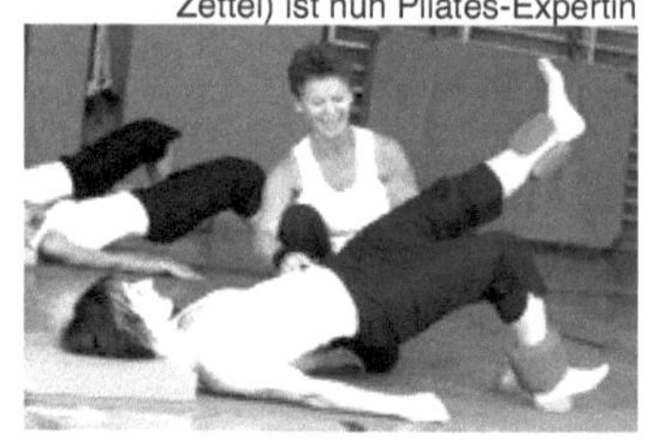

Der Österreichische Fachverband für Turnen bat Top-Spezialistin Mag. Monika Gander um ihr Urteil zur neuen Obenaus-DVD: "Für Trainer empfehlenswert! Zu Beginn steht ein Teil für EinsteigerInnen, bei dem es hauptsächlich um totale Basics geht. Eva weiß sehr viel, die DVD ist toll gestaltet, in schönem Ambiente aufgenommen. Die Zusammenstellung ist vielseitig und sehr publikumsnah".

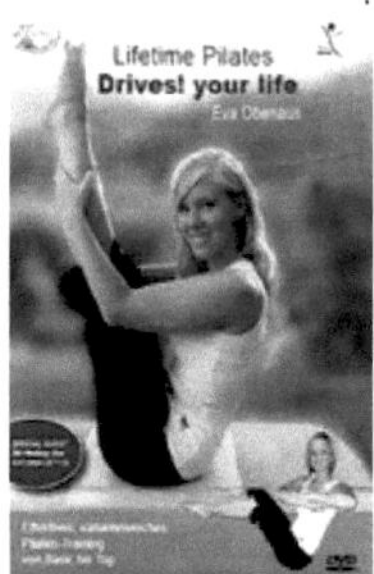

Österreichischer Fachverband für Turnen
A-1040 Wien, Schwarzenbergplatz 10
Email: office@oeft.at
Website: http://www.oeft.at

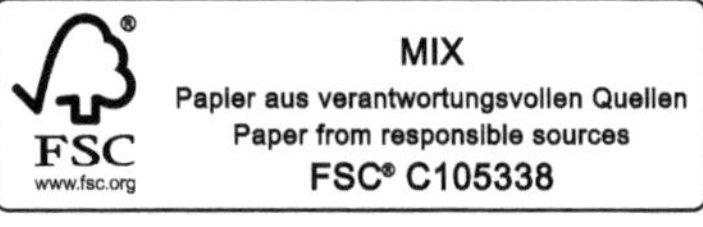

Printed by Books on Demand GmbH, Norderstedt / Germany